सबके लिए स्वास्थ्य

डॉ. यतीश अग्रवाल एवं डॉ. रेखा अग्रवाल की प्रमुख कृतियां

- डागडर बाबू
- मन की दुनिया
- 365 स्वास्थ्य मंत्र
- जटिल रोग सरल उपचार
- रोग नीरोग
- सबके लिए स्वास्थ्य
- स्वस्थ खाएं तनमन जगाएं
- नारी स्वास्थ्य और सौंदर्य
- खिले मातृत्व गूंजें किलकारियां
- नेत्र रोग
- दांपत्य विज्ञान
- डायबिटीज के साथ जीने की राह
- स्वस्थ हृदय : देखरेख और उपचार
- ब्लड प्रेशर : जितना संयत उतना स्वस्थ
- कोरोनरी धमनी हृदय रोग
- डायबिटीज के साथ स्वस्थ जीवन
- दवाएं और हम
- प्यार के मोती (एड्स पर केंद्रित)
- हृदय रोग से कैंसर तक

बाल साहित्य

- फर्स्ट एड
- रक्त की कहानी
- चिकित्सा विज्ञान की कहानियां
- शल्यचिकित्सा की कहानी
- नारी शरीर के रहस्य
- खलिफा की पगड़ी

अंग्रेजी में

- मेजिक मंत्रज़ टू अ पैन-फ्री यूथफूल बैक
- द वर्ल्ड विदिन
- द स्टोरी ऑफ ब्लड
- हार्ट केयर
- बॉडी टॉक
- आल अबाउट हेविंग अ बेबी
- हार्ट टॉक
- मेनेजिंग डायबिटीज : हाओ मच शूगर इज टू मच
- हाई ब्लड प्रेशर : टेम द स्टेल्थ किलर
- द डेली ब्रेड
- द मेडिसन चेस्ट
- रिवर्सिंग बैक पैन

सबके लिए स्वास्थ्य

डॉ. यतीश अग्रवाल

एम.बी.बी.एस.,एम.डी. (दिल्ली)

विज्ञान वाचस्पति (इलाहाबाद)

राजकमल प्रकाशन

ISBN : 978-81-267-0297-8

मूल्य : ₹695

पहला संस्करण : 2001
तीसरा संस्करण : 2012
पहली आवृत्ति : 2023

प्रकाशक : राजकमल प्रकाशन प्रा. लि.
1-बी, नेताजी सुभाष मार्ग, दरियागंज
नई दिल्ली-110 002
शाखाएँ : अशोक राजपथ, साइंस कॉलेज के सामने, पटना-800 006
पहली मंजिल, दरबारी बिल्डिंग, महात्मा गांधी मार्ग, प्रयागराज-211 001
1, अनमोल सोराबजी संतुक लेन, धोबी तलाव, मरीन लाइंस, मुम्बई-400 002
वेबसाइट : www.rajkamalprakashan.com
ई-मेल : info@rajkamalprakashan.com

कला पक्ष : अभिमन्यु सिन्हा

मुद्रक : राजकमल प्रेस
नई दिल्ली-110 032

SABKE LIYE SWASTHYA
by Dr. Yatish Agrawal

श्रीमती शीला झुनझुनवाला को सादर
उनके सान्निध्य में
शुरू हुई थी
मेरी
यह लेखन-यात्रा

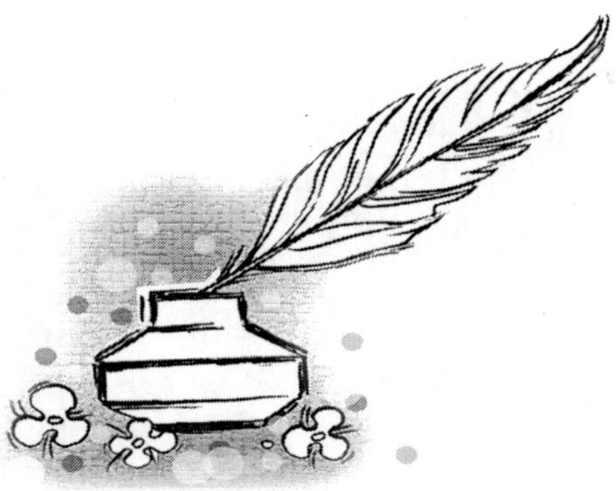

सर्वे सन्तु निरामयाः

जब से मैंने होश सँभाला है, पूर्वजों की मंगल वाणी

सर्वे भवन्तु सुखिनः
सर्वे सन्तु निरामयाः।
सर्वे भद्राणि पश्यन्तु
मा कश्चित दुःखभाग् भवेत।।

मेरे अन्तस् को भाव-विभोर करती आई है। कितना फ़राग़दिल, कितना सुन्दर, कितना मनस्वी सोच है यह कि—सभी ख़ुश रहें, सभी स्वस्थ और निरोग रहें, चारों तरफ़ सुख का उजियारा हो और कहीं पर भी कोई पीड़ित न हो। अनादि काल से मन्दिरों में घंटियों की गूँज के साथ ध्वनित होती यह प्रार्थना हमारे पूर्वजों की ज़हीन सोच का जीता-जागता उदाहरण है जिसे विश्व-समुदाय ने इतनी देर से पहचाना। रूस के आल्मा-ऐटा शहर में सन् 1978 में जब 134 देशों की सरकारों ने 'हेल्थ फ़ार ऑल' के प्रस्ताव को पारित किया तो उम्मीदों के चिराग़ फिर से जल उठे। उस समय मैं मेडिकल कॉलेज में था।

पढ़ाई पूरी करते-करते ही मैंने सन् 1980-81 में देश की प्रमुख पत्र-पत्रिकाओं में जनस्वास्थ्य और आयुर्विज्ञान पर लिखना शुरू कर दिया। देश की सच्चाइयों की नब्ज़ ठीक से टटोलने में चाहे मुझे समय लगा, लेकिन विभिन्न अस्पतालों के बाह्य रोग विभागों और वार्डों में रोगियों की देखभाल और इलाज करते हुए यह समझते देर न लगी कि यदि हमें अपने स्वास्थ्य को बेहतर बनाना है तो सबसे अधिक ज़ोर प्राथमिक स्वास्थ्य पर ही देना होगा। इसके लिए स्वस्थ हवा, पानी, ज़मीन, भोजन और छत की जितनी ज़रूरत है, उतनी ही ज़रूरत अज्ञान के तमस, अन्धविश्वासों के क़ैदख़ाने और आडम्बरों के खँडहरों से मुक्त होने की है। इस बोध के बाद मैंने अपनी क़लम की स्याही कभी सूखने

नहीं दी। *साप्ताहिक हिन्दुस्तान, दैनिक हिन्दुस्तान, कादम्बिनी, नवभारत टाइम्स, जनसत्ता, दिनमान* तथा *आविष्कार* जैसी पत्र-पत्रिकाओं और पुस्तकों के माध्यम से मैं आप तक सदा पहुँचता रहा और आज भी मेरी यह कोशिश क़ायम है।

जिस समय मैंने लिखना शुरू किया, उस समय परिस्थितियाँ विषम थीं। अधिकारपूर्वक लिखने वाले ही नहीं थे, पत्र-पत्रिकाओं ने भी इस ओर अधिक ध्यान नहीं दिया था। लेकिन जब मैंने लिखना शुरू किया और आप जैसे सुधी पाठकों से जो प्रतिक्रिया मिली, जो आदर, सम्मान और स्नेह मिला, उससे मेरा काम आसान होता गया। *साप्ताहिक हिन्दुस्तान* और *रविवासरीय हिन्दुस्तान* में 1980 और 1990 के दशकों में जो चिकित्सा तथा स्वास्थ्य विशेषांक निकले, वे आप से मिली प्रेरणा से ही पल्लवित थे।

सच पूछें तो तीन दशक के अपने चिकित्सक के जीवन में मैंने सदा यह महसूस किया है कि मूल आवश्यकता प्रकृति के सरल-सहज नियमों के अनुसार चलने की है। इसी से पॉजीटिव हेल्थ का सपना सच हो सकता है। हाँ, फिर भी कभी कोई रोग लग जाए, तो हताशा और अवसाद में डूबने की बजाय उसे ठीक से समझकर उसे जीत लेने में ही सुख है।

प्रस्तुत कृति **सबके लिए स्वास्थ्य** में मैंने उन्हीं छोटी-छोटी सावधानियों को सामने रखा है, जिनसे जीवन अधिक सुगम और स्वास्थ्यकर बन सकता है। आशा ही नहीं, विश्वास भी है कि इन्हें जीवन में उतार कर आप पूर्वजों की प्रार्थना को सच करते रहेंगे।

यतीश अग्रवाल

सृजन, सी-1/1584 वसन्त कुंज
नई दिल्ली-110 070

अनुक्रम

तीसरा खंड

पर्यावरण और स्वास्थ्य

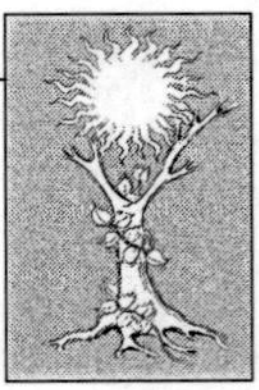

चौथा खंड

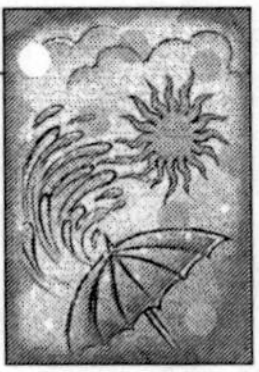

मौसम के साथ

पाँचवाँ खंड

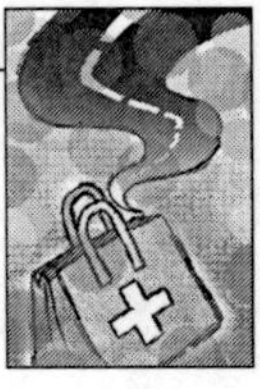

सफर और सेहत

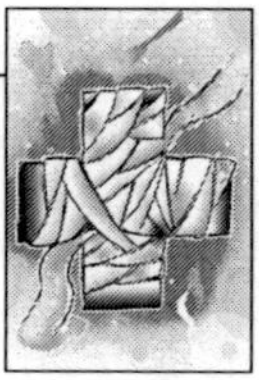

फर्स्ट-एड

जीवन मिला है यह
रतन मिला है यह
धूल में
कि
फूल में
मिला है
तो
मिला है यह
मोल-तोल इसका
अकेले कहा नहीं जाता

त्रिलोचन
('धरती' से)

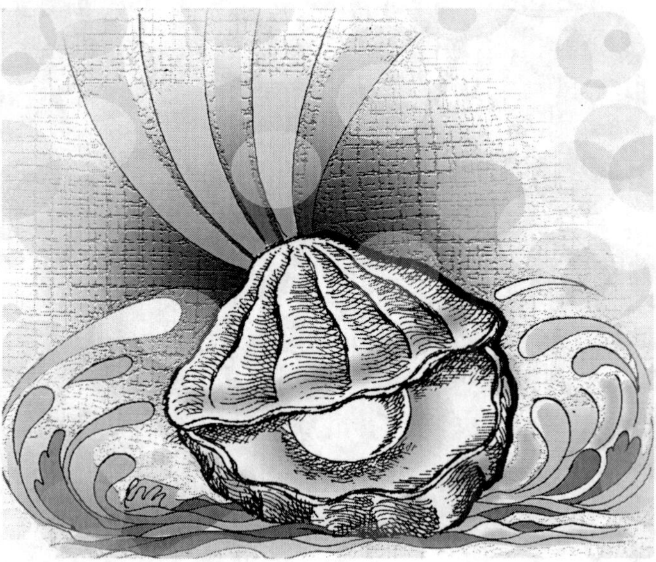

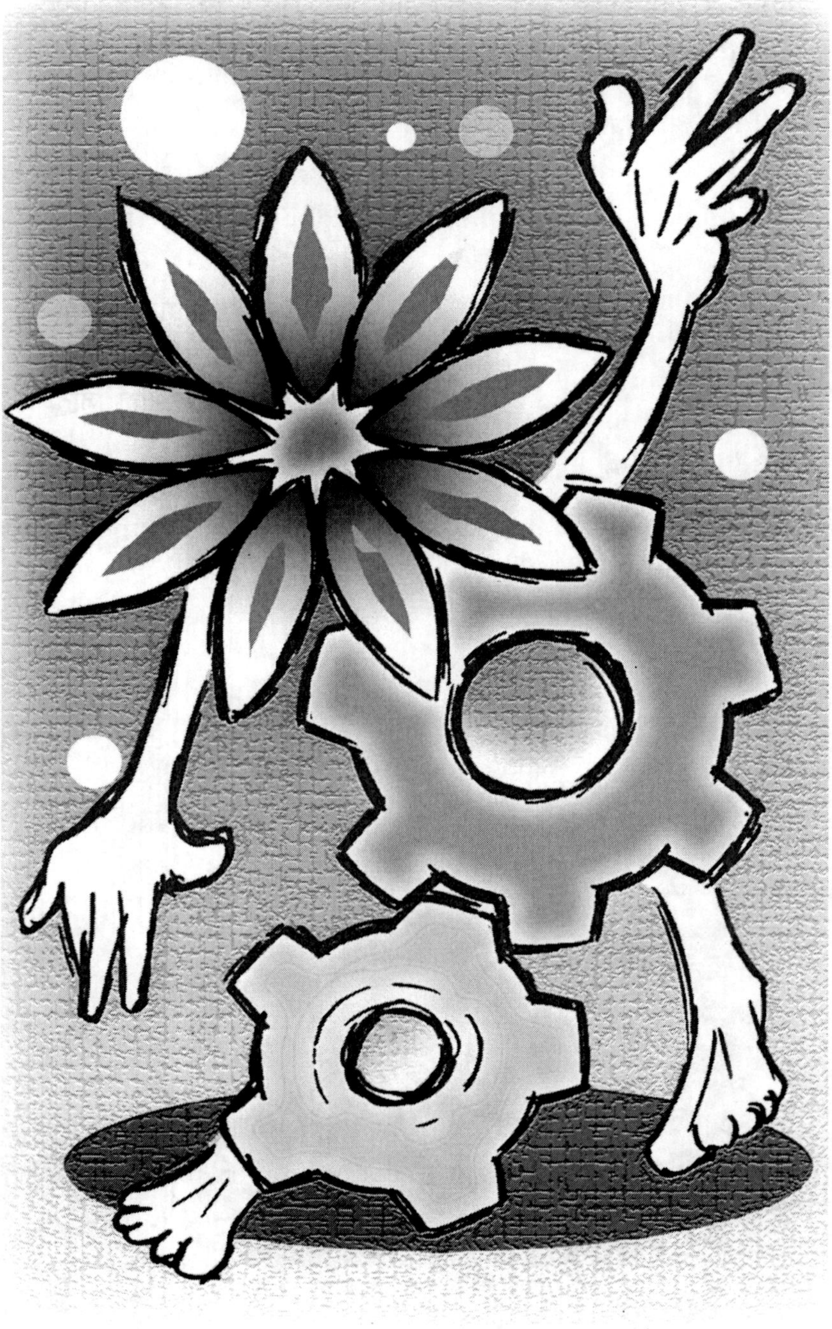

जीवन सौंदर्य की आत्मा है; पर वह सामंजस्य की रेखाओं में जितनी मूर्तिमत्ता पाता है, उतना विषमता में नहीं।

महादेवी वर्मा
('अतीत के चलचित्र' से)

पहला खंड

खिला रहे तन-मन

निरोग काया स्फूर्त मन

निरोग काया ही दुनिया की सबसे बड़ी दौलत है। उसके बगैर जीवन की हर सुख-सुविधा बेमानी हो जाती है। कोई कितना ही धनवान हो, शरीर रोगी हो मन दुःखी रहे, तो सारा रुपया-पैसा धरा रह जाता है। सच पूछें तो आदमी को जन्नत भी मिल जाए और काया का सुख न हो, तो वह सुखी नहीं हो सकता।

पर निरोग काया और स्वस्थ सुखी मन के लिए जीवन में कुछ सरल नियमों को गूँथ लेना बेहद जरूरी है। हृष्ट-पुष्ट बने रहने के लिए जिस प्रकार शुद्ध व सन्तुलित आहार जरूरी है, उसी प्रकार नियमित व्यायाम, संतुलित व्यवहार और मानसिक सुख-संतोष की भी जरूरत होती है।

रोजाना व्यायाम करने के अनेक फ़ायदे हैं। इससे मांसपेशियों की कसरत होती है, हड्डियों को ताकत मिलती है, दिल और फेफड़े मजबूती पाते हैं, रक्त-संचार सुचारु होता है, रक्तचाप और ब्लडशुगर संयत रहते हैं और मन-मस्तिष्क को ताजगी मिलती है।

वैज्ञानिक शोधों ने भी पुष्टि की है कि नित्य व्यायाम करना कई प्रकार से स्वास्थ्यवर्धक है।

नियमित व्यायाम से दिल की कामकाजी ताकत बढ़ती है और वह

थोड़ी सी ऑक्सीजन पाकर ही ज्यादा काम कर पाता है। दिल की कोरोनरी धमनियों में खून का दौरा बढ़ जाता है और खून की ऑक्सीजन संवहन-क्षमता बढ़ जाती है। नतीजतन दिल को ज्यादा ऑक्सीजन पहुँचने लगती है जिससे उसकी कार्यक्षमता बढ़ जाती है।

व्यायाम करने से धमनियों में खून के थक्के बनने की प्रवृत्ति भी घटती है। प्लेटलेट रक्त-कणों का चिपचिपापन और खून का गाढ़ापन घटता है। इससे दिल का दौरा पड़ने और लकवा होने की आशंका कम हो जाती है।

नियम से व्यायाम करने का एक बड़ा लाभ यह भी है कि इससे रक्त में हानिकारक कोलेस्ट्रोल की मात्रा घटती है और स्वास्थ्यवर्धक एच.डी.एल. कोलेस्ट्रोल में वृद्धि होती है। मधुमेह, उच्च रक्तचाप या मोटापा हो तो उस पर भी नियंत्रण पाने में मदद मिलती है।

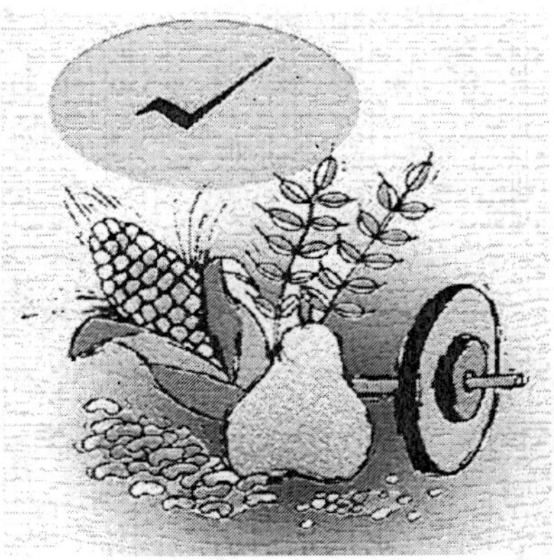

इतना ही नहीं, व्यायाम मन के लिए भी टॉनिक है। रोजाना व्यायाम करने से शरीर में ऐसे जैव रसायन उत्पन्न होते हैं जिनसे मन उत्फुल्ल महसूस करता है। अवसाद, तनाव, चिंताओं आदि से राहत मिलती है और मन सुख से भर उठता है।

अतः स्वस्थ रहने के लिए व्यायाम के लिए कुछ समय जरूर निकालें। अगर आप एक स्वस्थ नौजवान हैं तो कोई भी व्यायाम या शारीरिक मेहनतवाला खेल चुन लें। लेकिन पैंतीस के बाद थोड़ी सावधानी बरतने में ही समझदारी है। पहले व्यायाम का अभ्यास न हो या हृदय-रोग से पीड़ित हों तो डॉक्टर से अवश्य सलाह कर लें। व्यायाम अचानक शुरू करना और अपनी सामर्थ्य की सीमाओं को पार कर जाना जोखिम का काम है।

ऐरोबिक व्यायाम सबसे आसान और सुरक्षित है। तेज गति से

चलना, धीमा दौड़ना, साइकिल चलाना, तैरना और रस्सी कूदना ऐरोबिक श्रेणी के व्यायाम हैं। इनमें मांसपेशियों को व्यायाम के दौरान भी जरूरत के अनुसार ऑक्सीजन मिलती रहती है। दिल, रक्तसंचार और श्वसन-प्रणाली में मजबूती आती है। उन पर अचानक दबाव नहीं बढ़ता।

व्यायाम का पूरा लाभ पाने के लिए अनुशासन बहुत जरूरी है। हफ्ते में कम-से-कम पाँच दिन व्यायाम करना अनिवार्य है। कोशिश करके सातों दिन समय निकालें। कोई दिक्कत आए तो डॉक्टर से सलाह लें; किंतु ध्यान रहे कि किसी भी चीज की अति ठीक नहीं होती।

योगासन और यौगिक व्यायाम भी दिल, रक्तसंचार प्रणाली और फेफड़ों के स्वास्थ्य के लिए बहुत उपयोगी हैं। लेकिन यह समझना भी जरूरी है कि प्रत्येक आसन और व्यायाम हर किसी के लिए उपयुक्त नहीं है। उनका चयन और प्रशिक्षण किसी जानकार योग-प्रशिक्षक और डॉक्टर की देखरेख में ही होना चाहिए।

प्रत्येक व्यायाम विधि की अपनी उपयोगिताएँ और सीमाएँ हैं। कोई भी आसन शुरू करने से पहले, यह पता लगा लेना बहुत जरूरी है कि उनका शरीर के किसी अंग पर कोई प्रतिकूल प्रभाव तो नहीं पड़ेगा।

सेहत के लिए सैर

हर चिकित्सा-पद्धति यह बात मानती है कि सैर करना सेहत के लिए बहुत अच्छा है। इससे शरीर चुस्त रहता है; दिल, फेफड़ों और मांसपेशियों की कसरत होती है और दिमाग तरोताजा रहता है। कुछ अनुसंधानकर्ताओं ने तो ये परीक्षण भी कर डाले हैं कि सैर से हमारे भीतर की दुनिया की जैव रासायनिक संरचना पर क्या असर पड़ता है। पाया गया है कि नियमित सैर करने से रक्त में, दिल को सुरक्षा देने वाले कोलेस्ट्रोल घटक उर्फ हाई-डेंसिटी-लाइपोप्रोटीन (एच.डी.एल.) की मात्रा बढ़ती है और नुकसान पहुँचानेवाले जोखिम-भरे कोलेस्ट्रोल घटक उर्फ लो-डेंसिटी-लाइपोप्रोटीन की मात्रा कम हो जाती है।

कुछ परीक्षणों में तो यहाँ तक देखा गया है कि कई लोगों के लिए सैर करना एक समय के बाद व्यसन बन जाता है। घड़ी की सुइयों के फेर में या किसी दूसरे कारण से अगर कोई आदत के मुताबिक सैर के लिए नहीं जा पाता तो उसे उस रोज अधूरापन सा महसूस होता है। इसका संबंध भी शरीर की जैव रासायनिकी से जोड़ा गया है। वैज्ञानिकों ने साबित करने की कोशिश की है कि सैर करने से शरीर में कुछ ऐसे प्राकृतिक जैव रसायन पैदा होते हैं जो हमारे दुख-दर्द मिटाते हैं और उनकी रासायनिक संरचना मॉरफीन जैसी होती है। सैर करने से शरीर की कुदरती बचाव-प्रणाली (इम्यून सिस्टम) भी अधिक सशक्त बनती है, यह मत भी व्यक्त किया गया है।

अक्सर समझा जाता है कि सैर के इन फायदों को हासिल करने के लिए यह जरूरी है कि सैर तेज गति से ही की जाए, नहीं तो कोई फायदा नहीं। लिहाजा इस बारे में कुछ बातें साफ कर देना बेहतर होगा :

- बड़े डग भरना किसी भी मायने में फायदेमंद नहीं है। सैर करते वक्त कदम उतने ही बड़े लें जितने की आदत हो। कदमों की लंबाई आरामदेह ही होनी चाहिए, तनाव पैदा करनेवाली नहीं।
- किसी भी गति से सैर करना उपयोगी है। यह सोच गलत है कि तुरत-फुरत गति से सैर करना ही कारगर है। शरीर जिस रफ्तार को आसानी से सह सके, वही गति अपनाएँ। हाँ, अगर स्वास्थ्य ठीक-ठाक हो तो धीरे-धीरे गति को बढ़ा लेना भी अच्छा है। यह बात बिलकुल सही है कि तेज रफ्तार से सैर करना भरपूर व्यायाम है।
- अगर सेहत अनुमति दे, तो सैर करने की अपनी गति बढ़ाने के लिए एक सरल तरीका आजमाएँ। सैर करते समय बाँहों को कोहनियों पर 90^0 के कोण पर मोड़कर, आगे-पीछे कुदरती तौर पर 'स्विंग' करें। इससे प्रायः शरीर के चलने की गति स्वतः बढ़ जाती है। इसका संबंध शरीर के बायो-मेकेनिक्स या जैव प्रक्रिया से है। बाँहों और टाँगों के बीच सदा एक संतुलन रहता है। जब कोई चलता है, तो चलने की गति का इस सामंजस्य से भी

संबंध रहता है। अगर हम बाँहें सीधी रखकर चलें, तो टाँगों की गति धीमी हो जाती है। बाँहें मोड़कर चलें, तो टाँगों की रफ्तार कुछ तेज हो जाती है।

- चलते वक्त गति बढ़ाने के लिए कमर से ऊपर के भाग को झुकने देना वाजिब नहीं है। इस झुकाव से कंधों, छाती और रीढ़ में तनाव पैदा होता है, जबकि सैर करने का एक मकसद निःसंदेह ही शरीर को तनावरहित करना है। लिहाजा अगर तेज गति से चलें, तब भी इस बात का पूरा ध्यान रखें कि कंधे और पीठ न झुकें।
- चलते हुए शारीरिक मुद्रा सही और कदमों में ताकत हो। इसके लिए एक सुझाव यह है कि महसूस करें कि टाँगें, नाभि के दो इंच ऊपर से आरंभ हुई हैं न कि कूल्हों से। यह कल्पना दरअसल शरीर की मांसपेशियों के हिसाब से गलत भी नहीं है। पर मन भी अगर इस सोच को अपना ले तो चलने की गति खुद-ब-खुद मुस्तैद हो जाएगी।
- अगर हृदय-रोग, श्वास-रोग या गठिया जैसा कोई रोग हो, जिससे चलने में तकलीफ महसूस होती हो या अनावश्यक जोर पड़ने का अंदेशा हो, तो सैर का कार्यक्रम अपनाने से पहले डॉक्टर से सलाह जरूर लें।

यह सोच सरासर गलत है कि दिल का दौरा पड़ चुकने के बाद आदमी सैर करने लायक नहीं रहता। दरअसल बेहतरी तो इसमें है कि दौरे के कुछ हफ्तों बाद ही अगर स्वास्थ्य अनुमति दे तो डॉक्टरी राय से सैर का एक पूरा क्रमबद्ध कैलेंडर बनाकर उसे अमल में लाना चाहिए। इससे दिल की सेहत बढ़ती है। बंद, रुकी हुई कोरोनरी धमनियों के हिस्सों में नई रक्त-धमनियाँ फूट आती हैं जिनसे दिल को खुराक मिलने लगती है।

मधुमेहियों (डायबिटिक व्यक्तियों) के लिए भी सैर बहुत फायदेमंद है। नियमित सैर करने से शुगर का नियंत्रण और संतुलन बेहतर बनता है।

लेकिन यह ध्यान रखना भी बहुत जरूरी है कि शरीर के साथ कभी ज्यादती न हो जाए। जोड़ सूजे हों, साँस फूलती हो या किसी भी कारण

से कोई परेशानी हो तो यह सोचना सरासर गलत है कि मन में संकल्प हो तो रोग दूर भाग जाएगा। कुछ लोग इसी गलत सोच के कारण रोग को बढ़ा लेते हैं।

- सैर को नियम बना लेने से ही सच्चा स्वास्थ्य-लाभ और आनंद मिलता है। हफ्ते में कम-से-कम पाँच दिन सैर के लिए जरूर निकालें। शहरी जीवन में कई तरह के कारण इसमें बाधक बनते हैं, पर इच्छाशक्ति हो, तो हर मुश्किल आसान हो जाती है और राह निकल ही आती है।
- सैर के लिए निकलते समय यहं ध्यान अवश्य रखें कि तन पर उपयुक्त वस्त्र हों; ढीले वस्त्र जो मौसम के अनुकूल हों और पाँवों में केनवस के आरामदेह जूते भी कसे हों तो बेहतर होगा। समय बचाने के चक्कर में इन छोटी, मगर महत्त्वपूर्ण बातों पर ध्यान न देना कष्टकारी सिद्ध हो सकता है।
- आखिरी बातभरपेट भोजन करने पर सैर करना शारीरिक नियमों की दृष्टि से ठीक नहीं है। अगर दिल की सेहत जरा भी कमजोर हो, तब इस बात का ध्यान रखना खासतौर से जरूरी हो जाता है।

सैर, नियम से सैर, स्वास्थ्यवर्धक है। इसे जीवनचर्या का अंग बना लेना तन और मन, दोनों के ही लिए फलदायक है।

बहु-उपयोगी व्यायाम है रस्सी कूदना

रस्सी कूदना एक बेहतरीन व्यायाम है, जो सिर्फ बच्चों के लिए ही नहीं, बड़ों के लिए भी अच्छा है। इससे तन और मन, दोनों ही प्रफुल्लित होते हैं। मांसपेशियों की ताकत बढ़ती-खिलती है, उनके बीच बेहतर सामंजस्य और संतुलन स्थापित होता है, तंत्रिकीय प्रणाली, फेफड़ों और रक्तसंचार व्यवस्था की कसरत होती है और साथ ही चुस्ती-फुर्ती का विकास होता है। कैलोरी की भी अच्छी-खासी

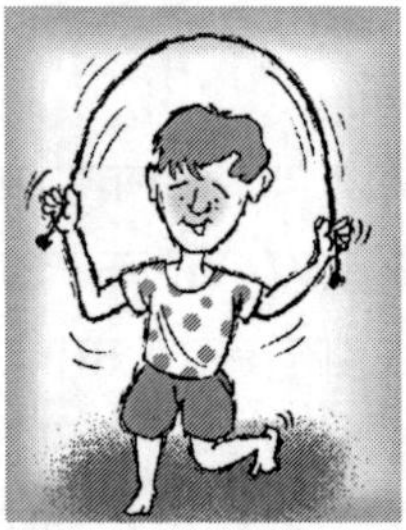

खपत होती है।

इसलिए यदि आप 'फिटनेस कांशियस' हैं, तो थोड़ा समय रस्सी कूदने यानी 'स्किपिंग' में लगाना शुरू कर सकते हैं। देखने में भले यह आसान लगता हो, पर जब शुरुआत करेंगे तो पाएँगे कि यह किसी कला से कम नहीं। इसके लिए धैर्य और अभ्यास, दोनों ही अनिवार्य हैं। आप धीरे-धीरे ही इसके गुर सीख पाएँगे। इसके लिए यह जरूरी है कि रस्सी आपके कद के मुताबिक होन ज्यादा लंबी, न छोटी। नंगे पैर की बजाय गद्देदार जूते पहनें तो ज्यादा ठीक है और यह न सोचें कि एक साथ ही आप इसे लंबे समय तक कर पाएँगे। धीरे-धीरे समय बढ़ाते हुए पंद्रह मिनट इसमें लगाने लगें तो काफी है।

चेतावनी : पर यदि आप हृदय-रोग या जोड़ों या हड्डियों की किसी तकलीफ से पीड़ित हैं, या आप गर्भवती महिला हैं, तो इस व्यायाम को अपने लिए वर्जित मानें।

'ध्यान' है कितना लाभकर

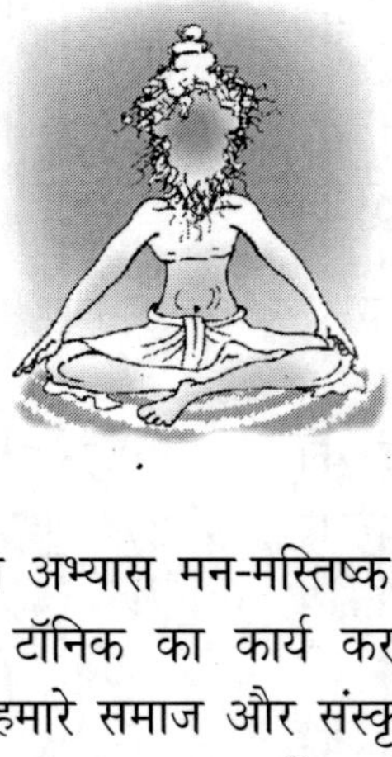

ध्यान का अभ्यास मन-मस्तिष्क को सुकून पहुँचाता है, शारीरिक स्वास्थ्य के लिए टॉनिक का कार्य करता है और हमें चिरायु बनाता हैयह सिद्धांत हमारे समाज और संस्कृति में सैकड़ों वर्षों से रचा-बसा हुआ है।

अब यह सत्य आधुनिक चिकित्सा ने भी अंगीकार कर लिया है। हाल के वर्षों में जब से 'होलिस्टिक मेडिसिन' का सिद्धांत उभरा है (कि

चिकित्सा का अर्थ सिर्फ लक्षण को दूर कर देना ही नहीं है, बल्कि पूरे तौर पर तन-मन के स्वास्थ्य की देखरेख करना है), तब से बहुत से चिकित्सक 'ध्यान' को भी चिकित्सा का अंग मानने लगे हैं। इसके द्वारा व्यक्ति अपने मानसिक और शारीरिक स्वास्थ्य को बेहतर बना सकता है और बहुत से रोगों को दूर रख सकता है। लंबे समय तक चलनेवाली या ताउम्र लगी रहनेवाली अधिकांश बीमारियों, जैसेउच्च रक्तचाप, दमा, पेट का अल्सर, हृदय-रोग और यहाँ तक कि कैंसर के उपजने में भी मन का हाथ होता है, यह तथ्य आज आधुनिक चिकित्सक भी स्वीकारने लगे हैं।

लेकिन ध्यान लगाना, योग में लीन होना अपना सुप्रभाव कैसे दिखाता है, यह आज भी शोध का विषय बना हुआ है।

इस दिशा में एक अनूठा प्रयोग किया है जसलोक अस्पताल, मुंबई के सुविख्यात चिकित्सक डॉ.आर.डी.लेले ने। भारतीय न्यूक्लियर मेडिसिन विशेषज्ञों के संगठनएस.एन.एम. के रजत जयंती सम्मेलन में उन्होंने यह जानकारी दी कि रेडियो सक्रिय ट्रेसर तत्त्व और स्पेक्ट तकनीक के जरिए यह आसानी से जाना जा सकता है कि 'ध्यान' का मन-मस्तिष्क की रस-प्रक्रिया (मेटाबॉलिज्म) पर क्या प्रभाव पड़ता है। एक प्रयोग में उन्होंने छह ब्रह्मकुमारियों में ध्यान लगाने से पहले और ध्यान लगाने के बाद मस्तिष्क-रस-प्रक्रिया का मापन किया तो पाया कि ध्यान लगाने के बाद यह दर कम हो गई। यानी मस्तिष्क की स्पंद क्रिया पहले से शांत हो गई।

बहरहाल यह स्पष्ट है कि 'ध्यान' कई तरह से स्वास्थ्यवर्धक है। आपाधापी के इस यांत्रिक जीवन में इसे अपनाना स्वस्थ जीवन की राह कहा जा सकता है।

हँसना है स्वास्थ्यप्रद

हँसना सेहत के लिए बहुत अच्छा है, यह सिद्धांत बहुत पुराना है। पुरातन, वैदिक संस्कृत ग्रंथों में इसे मन, मस्तिष्क और दिल का बेहतरीन व्यायाम बताया गया है। योग में इसके गुणों को देखते हुए रोजाना व्यायाम के तौर पर हँसने की सलाह दी गई है। लोगों ने यही विचार कहावतों में ढाला

है। अब यही बात आधुनिक चिकित्सा वैज्ञानिक कह रहे हैं। शोध से उन्होंने शरीर पर हँसने के सुप्रभाव भी जान लिये हैं।

महज भौतिक स्तर पर देखें, तो हँसना एक भरपूर व्यायाम है।

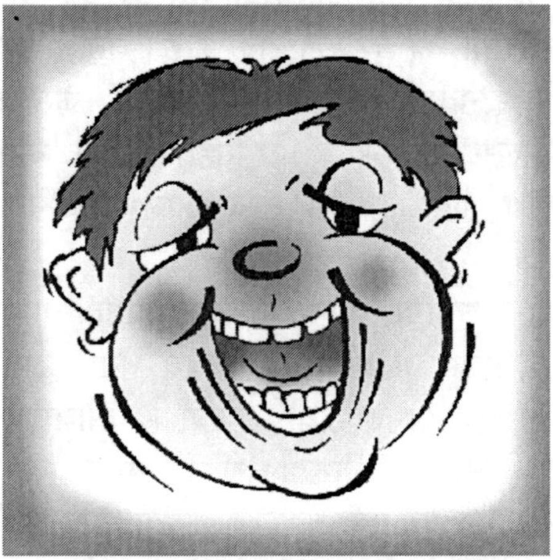

इससे छाती और पेट की मांसपेशियों तथा दिल, फेफड़ों और रक्त-संचार व्यवस्था का खूब अच्छा व्यायाम हो जाता है। साँस-नलियों में बलगम हो तो बाहर आ जाता है। दिल और संचरण की गति तीव्र हो जाती है। मांसपेशियों की अच्छी-खासी कसरत हो जाती है।

हँसना मन के लिए भी सबसे अच्छा टॉनिक है। इससे आदमी जीवन की नीरसता, एकाकीपन, तनाव, अवसाद और थकान से राहत पाता है।

शोध-चिकित्सकों ने हँसने की उपयोगिता का जैव-रासायनिक आधार भी तलाश किया है। उन्होंने पाया है कि हँसने से मस्तिष्क में कई महत्त्वपूर्ण जैव-रसायन उपजते हैं। इनमें केटाकोलामिंस और प्राकृत पीड़ाहारी एंडरोफिंस प्रमुख हैं।

लेकिन बात यहीं खत्म नहीं हो जाती। कुछ उत्साही चिकित्सकों ने हास्य का इस्तेमाल रोगोपचार में भी करना शुरू कर दिया है। गत दो दशकों में अमेरिका में 'लाफ्टर' की हीलिंग पावर्स पर पुस्तकें भी लिखी गई हैं। कई मामलों में हास्य-चिकित्सा जादू-सा काम कर गई है।

तो सेहतमंद रहने के लिए हँसें, इससे सस्ती, अच्छी और आह्लादक चिकित्सा भला क्या हो सकती है !

याददाश्त बेहतर बनाने के नुस्खे

आज बाजार में याददाश्त बढ़ाने के लिए गोलियों से लेकर च्यवनप्राश तथा विशेष प्रकार के दंतमंजनों तक अनेक टॉनिक, आदि प्रचुर मात्रा में उपलब्ध हैं। इनके बारे में यह दावा किया जाता है कि इन टॉनिकों के सेवन से हमारी स्मरण-शक्ति बढ़ सकती है। परंतु यदि स्मरण-शक्ति बढ़ाना इतना ही आसान होता तो हम सबके सब 'जीनियस' हो जाते। स्मरण-शक्ति के बारे में प्लेटो ने यहाँ तक कहा है'समूचा ज्ञान और कुछ नहीं, मात्र स्मरण-शक्ति है।'

हम सभी की जिन्दगी में प्रायः कुछ-न-कुछ भूल जाने के क्षण आते रहते हैं। आपके साथ भी ऐसा होता होगा कि बातचीत एक आपकी जुबान पर कोई नाम तो घूम रहा है, लेकिन आप नाम बता नहीं पाते, या आप ठीक शब्द नहीं बोल पाते अथवा कहीं पर चाबियाँ रखकर भूल जाते हैं।

परंतु कुदरत अपने ढंग से सोचती-समझती है। जीव-विज्ञानियों के अनुसार मनुष्य की इस अधूरी स्मरण-शक्ति के पीछे भी कोई-न-कोई मकसद होता है। कट्टरवादियों के विचार में यदि ज्ञान की अमिट छाप चाहते हैं तो यह जरूरी है कि हमारी स्मरण-शक्ति भी अधूरी हो। यदि चेतन स्तर पर हम हर बात याद रखते, तो हम 'क्रेजी' हो जाते। छोटी-छोटी घटनाओं की स्मृति से सब गड्ड-मड्ड हो जाता। इसलिए समझदारी इसी में है कि हम जरूरी बातों को ही याद रखें। इस बारे में नीचे कुछ नुस्खे दिए जा रहे हैं :

चुस्त-दुरुस्त रहें : स्वस्थ शरीर में ही स्वस्थ मन का वास होता है। यदि आपकी आयु चालीस वर्ष से अधिक है और हफ्ते में चार या पाँच बार 'एरोबिक' व्यायाम करते हैं तो निश्चय ही स्मरण-शक्ति की परीक्षा में आप अपनी आयु के उस व्यक्ति को भी मात दे सकते हैं, जो शारीरिक व्यायाम नहीं करता। यदि आप नियमित रूप से व्यायाम नहीं करते तो आप अभी से आलस्य छोड़ दें। दिमाग के लिए अद्भुत टॉनिक व्यायाम ही है। इससे मस्तिष्क की ओर रक्त के प्रवाह में सुधार आता है। हमारी सोचने-समझने की शक्ति तथा याददाश्त अपने आप बढ़ने लगती है।

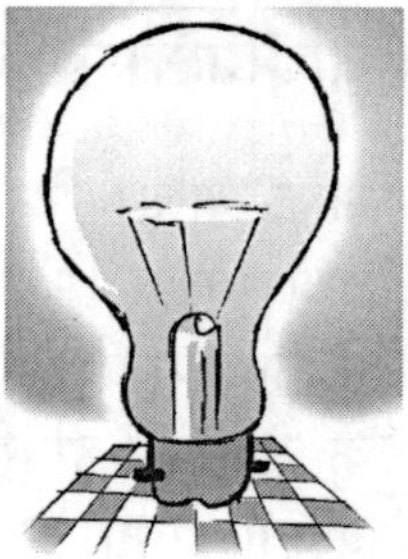

दिमागी खेल खेलें : शब्द-पहेली (क्रॉसवर्ड) सुलझाना, गुत्थियाँ सुलझाना तथा स्क्रेबल, शतरंज और ताश जैसे खेल खेलने से आपकी स्मरण-शक्ति तेज होती है। इन खेलों से धीरे-धीरे तथा सूक्ष्म स्तर पर लाभ मिलता है। अब यह आप पर निर्भर करता है कि आपको कौन सा खेल पसंद है !

गौर करें : अर्थात् आप छोटी-छोटी बातों पर पूरा ध्यान दें। हर नई जानकारी को आत्मसात् करें। कुछ लोग इस दिशा में सिद्धहस्त हैं। उदाहरणतः आपके पास न जाने कितनी बार पचास रुपए का नोट आया होगा; लेकिन क्या आप जानते हैं कि इस नोट के पीछे कौन-सा चित्र बना है? जब तक आप संसद भवन के इस चित्र पर ध्यान नहीं देते तब तक आप अच्छे 'प्रेक्षक' (Observer) नहीं हो सकते। इसलिए जरूरी है कि मानस-पटल पर खास-खास चीजों की तसवीर बना लें।

स्मरण-शक्ति वर्धक (Mnemonics) तरीके अपनाएँ और लय-तुकबंदी में सोचें : तथ्यों और जटिल तथा बहुत ज्यादा जानकारी को लय-तुकबंदी में याद करें। इससे आपको बहुत ज्यादा मदद मिलेगी। मेडिकल स्कूल में बरसों पहले इस तरह से याद की गई जानकारी अभी भी मेरे मस्तिष्क में तरोताजा है। मेरे एक चतुर दोस्त ने मुझे यह रोचक तरीका सिखाया था। आप भी कोशिश करके देखें। इसका जादू-सा असर होता है।

सूची बनाएँ : याद रखनेवाली तमाम बातें कागज के किसी टुकड़े पर संक्षेप में लिख लें। इससे आपकी 'मेमोरी' में यह जानकारी चली जाएगी। इसके साथ ही आपका दिमाग अन्य बातें याद रखने के लिए मुक्त हो जाएगा। आपकी याददाश्त का भंडार सीमित होता है। सूची बना लेने से इस पर ज्यादा दबाव नहीं पड़ेगा।

अलग-अलग घटनाओं को जोड़कर याद रखें : जो कुछ घटित होता है, वह अन्य घटनाओं से अलग-थलग नहीं होता। इन घटनाओं पर ध्यान दें। बड़े सहज ढंग से किसी घटना-विशेष के ब्योरे दिमाग में कौंधने लगेंगे। उदाहरण के रूप मेंमुझे अपनी बेटी की सर्जरी की तारीख याद नहीं आ रही थी। मैंने लाख कोशिश की, परंतु कुछ भी याद नहीं आया था। उसी समय मेरी पत्नी ने तत्काल कहा कि जब श्रीमती गांधी की हत्या हुई थी, उससे ठीक दो सप्ताह पहले बिटिया की सर्जरी हुई थी। इस तरह मुझे उत्तर मिल गया अक्टूबर 1984। यदि दिमाग साथ न भी दे, तब भी ऐसे तथ्य किसी भी सामान्य ज्ञान की पुस्तक में ढूँढ़े जा सकते हैं। इस प्रकार घटनाओं को परस्पर जोड़ने से अनेक बार हमारा मस्तिष्क सही दिशा में सोचने लगता है। इससे अतीत से जुड़ी घटनाएँ याद करने में मदद मिलती है।

अपने आसपास के बारे में सोचें : यदि हम चाहते हैं कि हमारा 'स्मृति' तंत्र सही ढंग से कार्य करता रहे तो अपने चारों ओर घटित हो रही घटनाओं पर पूरा ध्यान दें। इससे इस बात की गुंजाइश रहती है कि यादों की गुम कड़ी तुरंत कौंध जाए। जितना अधिक घटनाओं को जोड़ते जाएँगे, आपको सही उत्तर मिलता जाएगा। हम अपनी मंजिल के निकट आते जाएँगे।

ध्यान : ध्यान लगाने से मन एकाग्र होता है और इससे हमें शांति मिलती है। मस्तिष्क बाधाओं से मुक्त होता है। परिणामस्वरूप इससे मन को आराम मिलेगा। हम चेतना के तनावमुक्त स्तर पर पहुँच जाएँगे। आगे बढ़ें और प्रयोग कर देखें। ध्यान लगाना मुश्किल जरूर है, पर किसी सुयोग्य गुरु की मदद लेने से इसमें कामयाबी जरूर हासिल की जा सकती है।

पढ़ें, खूब पढ़ें और लगातार पढ़ें : यदि आप अभिव्यक्ति के लिए शब्द ढूँढ़ रहे हैं और शब्द साथ नहीं दे रहे हैं,. और ऐसा बहुधा होता है, तो आपको अधिक-से-अधिक पढ़ने की जरूरत है। आप जितना पढ़

सकते हैं, पढ़ें। उत्तम साहित्य पढ़ें, आनन्द लें, उसमें डूब जाएँ। जल्दी ही आपके अंतस् से शब्दों का प्रवाह फूटने लगेगा। इस युक्ति को मैंने भी परखा है। मुझे सफलता भी मिली है। आप भी आजमाएँ।

शांत रहें : दबाव, चिन्ता तथा घबराहट का आपकी याददाश्त पर बुरा असर पड़ता है। अनेक मेधावी छात्र इन्हीं कारणों से परीक्षा में अच्छे अंक नहीं ला पाते। शांत रहें और सफलता की सीढ़ियाँ चढ़ते जाएँ। यदि आप चिंतित रहते हैं तो योग करें, जब-जब खुद को तनाव से घिरा पाएँ। दो-चार बार लंबी गहरी साँस लें, सुबह-शाम सैर के लिए जाएँ और थक जाएँ तो आराम करें।

अलकोहल से दूर रहें : अधिक शराब पीना और दूसरे पदार्थों का सेवन करना अपने पैर पर खुद कुल्हाड़ी मारने के समान है। इससे शरीर के साथ-साथ मन-मस्तिष्क पर भी बुरा असर पड़ता है। विस्मरण की अवस्था में ही कई बार व्यक्ति झूठ के कठघरे में खड़ा हो जाता है। ऐसी स्थिति आने से बचें और शराब की लत से ख़ुद को बचाए रखें।

संतुलित आहार लें : अनुसंधान से पता चलता है कि विटामिनों से भरपूर संतुलित आहार लेने से याददाश्त, शब्द-प्रवाह आदि में सुधार आता है। 'बी-कॉम्प्लेक्स' के विटामिन, विशेषतः नियासिन तथा बीटा-केरोटिन (विटामिन 'ए' का पूर्ववर्ती रूप) खासतौर पर उपयोगी हैं।

अगर दीर्घायु होना है तो

जर्नल ऑफ एपीडीमियॉलॅजी ऐंड कम्यूनिटी हेल्थ में छपे एक बड़े अध्ययन के मुताबिक अकेला जीवन बिता रहे पुरुष सुखी विवाहित पुरुषों की तुलना में कम उम्र जीते हैं। अध्ययन के मुताबिक विधुर पुरुषों में इस्कीमिक हृदय-रोग अधिक व्यापक है और मृत्यु-दर भी अधिक है। इसी तरह तलाकशुदा लोगों में कैंसर के मामले अधिक देखे

गए हैं।

अगर आप दीर्घायु होने की इच्छा रखते हैं, तो ईश्वर से विनती करें कि वह आपकी पत्नी को भी लंबी उम्र बख्शे और साथ ही यह भी जरूरी है कि हम अपने समाज में बढ़ रही तलाक-दर को घटाएँ और दांपत्य के मधुर सुख को सही-सही पहचानें।

थकान से पाइए निजात

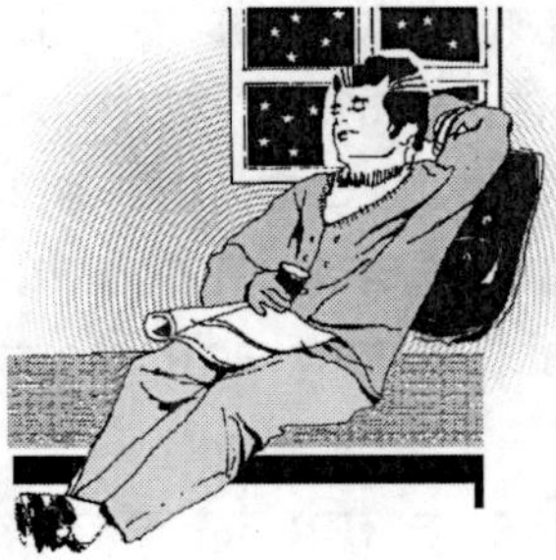

अक्सर ऐसा होता है कि आप रात में अच्छी नींद लेने के बावजूद सुबह पूरी तरह ताजा महसूस नहीं करते। पूरे आराम के बाद भी आप अपने को थका और बुझा हुआ-सा पाते हैं। शक्ति और उत्साह के दूर भाग जाने पर आपको लगता है कि जीवन में फिर जान फूँकना असंभव है। आप इस दमघोंटू अनुभव से पहले नहीं गुजरे और यह समझ भी नहीं पा रहे कि अब क्या करना चाहिए। यहाँ थकान दूर करने के कुछ उपाय दिए जा रहे हैं :

नियमित रूप से टहलें : अपने दिन की शुरुआत तीस या पैंतीस मिनट तेज टहलकर करें। इससे आपके शरीर का इंजन चुस्ती से चलने लगेगा। दरअसल व्यायाम शरीर और दिमाग के लिए शक्ति का आश्चर्यजनक स्रोत है। दैनिक जीवन में नियमित व्यायाम की आदत डालें और इस आदत को बनाए रखें। आपको जल्दी ही इसके फायदे नजर आने लगेंगे।

दिन-भर के कार्यक्रम में जब भी लगे कि आप थकने लगे हैं तो

पाँच मिनट के लिए टहलने निकल जाएँ। इससे आपकी खोई हुई स्फूर्ति आपको पुनः मिल सकती है। यह संभव न हो तो कुछ हलके-फुलके, शरीर को स्ट्रेच करनेवाले व्यायाम ही चार-पाँच बार कर लें। आपको अच्छा लगेगा और शरीर की सारी सुस्ती दूर हो जाएगी।

कभी भी समय के दबाव में काम न करें : अपना दैनिक काम सदा समय से शुरू करें। हमेशा पाँच मिनट का अतिरिक्त समय लेकर चलें, आप ट्रैफिक जाम में भी लेट हो सकते हैं, यह भी हो सकता है कि किसी दूसरे की देरी के कारण ही आपको देर हो जाए। हबड़ा-दबड़ी करने की बजाय अच्छा यही है कि बाकी बचे समय को देखते हुए अपना कार्यक्रम दोबारा तैयार करें। कुछ काम आगे के लिए मुल्तवी कर दें। भागदौड़ में काम करने से ऊर्ज़ा नाहक ही नष्ट होती है।

हर दिन के लक्ष्य की स्पष्ट रूपरेखा तैयार करें : रोज सुबह कुछ समय निकालकर दिन-भर के महत्त्वपूर्ण कार्यों की सूची बनाएँ। निश्चित करें कि आज आप क्या करना चाहते हैं और प्रत्येक कार्य की क्या प्राथमिकता है। साथ में यह कोशिश भी रखें कि अपने कार्यक्रम में विविधता और नयापन ला सकें। मगर जब-तब कार्यक्रम बदलना पड़े, इसे उत्साह के साथ स्वीकार करें, और परेशान न हों।

एक समय में एक ही काम पकड़ें : आपका यह सोचते रहना कि 'मुझे इतना कुछ करना है और इसे मैं कैसे पूरा कर पाऊँगा,' इससे निबटने का एक सरल तरीका यही है कि अपने कामों की एक सूची बनाइए और इस पर वरीयता-क्रम के अनुसार अमल कीजिए।

गहरी साँस लें : योगियों और संन्यासियों ने यह राज हजारों वर्ष पहले जान लिया था। आप भी यह सरल युक्ति आजमाकर देखें। जब थकान घिर आए तो उसे दूर भगाने के लिए लगातार तीन बार गहरी साँस लें। साँस को एक ही बार में तेजी से बाहर छोड़ें और फिर मुँह बंद करके नाक से लंबी साँस अन्दर भरेंएक से बारह तक की गिनती

करते हुए। फिर एक से छह तक की गिनती बराबर समय के लिए साँस को रोके रखें। उसके बाद एक से छह तक की गिनती करते हुए साँस को बाहर की तरफ छोड़ें।

इस प्रक्रिया को तीन बार दोहराएँ। आप अपने आपको तरोताजा और पुनः स्फूर्ति से भरा हुआ महसूस करेंगे।

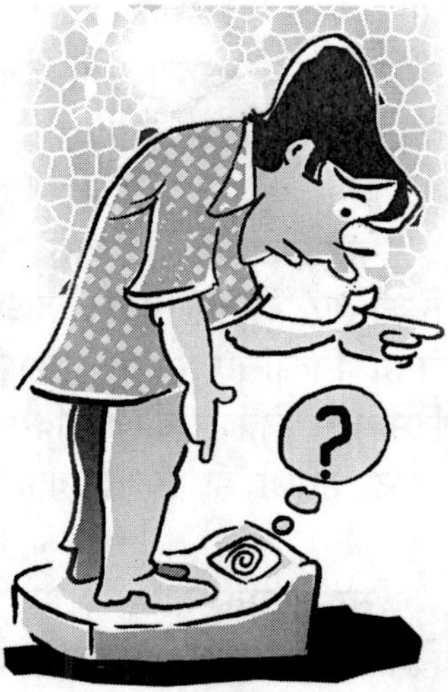

वजन नियंत्रित रखें : अपने वजन को नियंत्रित रखें। अगर आप वजन को बढ़ने देते हैं तो तय मानिए कि प्रत्येक अतिरिक्त किलोग्राम वजन आपको थकाने का काम करेगा। वजन बढ़ा हुआ हो तो उसे कम करें, आपको स्वयं ही अंतर महसूस होगा।

ठीक ढंग से भोजन करें : भोजन की उपेक्षा न करें। समय से भोजन करें। सुबह के नाश्ते को बिल्कुल न छोड़ें। हल्का भोजन लें। संपूर्ण आहार थकान को दूर भगाने में महत्त्वपूर्ण भूमिका निभाता है। बेकार की चीजें न खाएँ। कम वसा की वस्तुएँ, ताजा फल और सब्जियाँ ही लेने की कोशिश करें।

नींद जरूरी है : रोज रात में छह से आठ घंटे की नींद लें और यदि दिन में झपकी लें तो कम समय के लिए।

रात में बहुत देर तक जागना और थोड़ी-थोड़ी देर के लिए सोना आपको थकान ही देगा, लेकिन जरूरत से अधिक भी न सोएँ। अगर आप अधिक सोते हैं तो सुबह सिर भारी और चक्कर आता महसूस होगा।

संगीत को साथी बनाएँ : जिस संगीत को आप बहुत पसंद करते

हैं वह तनाव और थकान को दूर करने में सहायक साबित हो सकता है। इसकी धुन में खुद को सराबोर कर दीजिए और तरोताजा हो जाइए।

हँसिए और खिले रहिए : अभी भी 'हँसना' एक बहुत बड़ी दवा माना जाता है। इसलिए आप भी हँसना शुरू कीजिए और इसका आनंद लीजिए। एक अच्छी हँसी आपके मानसिक व शारीरिक विकारों को दूर करने में सहायक होगी।

वही काम करें, जिससे आपको खुशी मिलती हो : पढ़ने का समय निकालिए, सिनेमा देखने जाइए, पिकनिक मनाइए, मित्रों से मिलने का समय निकालिए या फिर ड्राइव पर निकल जाइएकुल मिलाकर यह दिमाग से निकाल दीजिए कि जीवन केवल जुते रहने का नाम है। आराम करना हमेशा ही स्फूर्तिदायक होता है; किन्तु जरूरत से ज्यादा नहीं।

सकारात्मक सोच : हमेशा सकारात्मक सोच रखिए। यह आपके दिमाग को स्फूर्ति के सागर की तरफ ले जाएगी। आप अपने आपको हर मुश्किल में प्रेरित महसूस करेंगे और हर काम आपकी मरजी के मुताबिक होगा।

तनाव से मुक्ति कैसे पाएँ

तनाव जीवन का अभिन्न अंग है। संतुलित तनाव वीणा के तारों के कसाव की तरह है, जिससे जीवन का मधुर संगीत जन्म लेता है। उसके बिना जीवन बिलकुल एकरस एवं एकसार हो जाता है और सृजनात्मकता जैसे खो जाती है।

लेकिन तनाव इतना सघन हो जाए कि जीवन-वीणा के तार उससे टूटने लगें, तो वह तनाव भला किस काम का !

पर आज के जीवन में तनाव इतना रच-बस गया है कि तनाव-रुग्णता के लक्षण हर तरफ नजर आते हैं। ऊँची आवाजें, ज़रा-जरा सी बात पर

झुँझलाहट, बेचैनी, क्रोधित अंतर्मन तनाव के ऐसे चिह्न हैं, जिनसे आए दिन हमारा सामना होता है।

सच पूछें तो तनाव की अपनी एक विशिष्ट भाषा है। कोई इसे समझ ले तो वह बहुत आसानी से भाँप सकता है कि कौन-कब तनाव से घिरा है। सघन तनाव कई प्रकार से प्रत्यक्षीभूत होता है। भाव-भंगिमा, व्यवहार और शरीर के आंतरिक अंगों से आ रहे संकेत भीतर की व्यथा साफ कह देते हैं।

मांसपेशियों में भर आया तनाव कई तरह से व्यक्त होता है। बल खाया माथा, तनी हुई भृकुटियाँ, भिंचे दाँत, बाहर की तरफ खिंचा हुआ जबड़ा, भिंचे हुए कंधे, तनी मुट्ठियाँ, मुट्ठियों में भिंचे अँगूठे, एक-दूसरे पर बल खाती टाँगें, एक-दूसरे को बाँधती पेट के आगे तनी बाँहेंसभी तनाव की ओर इशारा करती भाव-भंगिमाएँ हैं। अगर कोई सिर के बालों को तोड़े-मरोड़े, नाखून काटे, जमीन पर पैर से थाप देता रहे तब भी यह समझ लेना चाहिए कि वह भला व्यक्ति तनावग्रस्त है। तनाव मांसपेशियों में आकस्मिक फड़कन (ट्विचिंग) और गरदन, कंधों, सिर तथा कमर में जकड़न एवं दर्द भी पैदा कर सकता है।

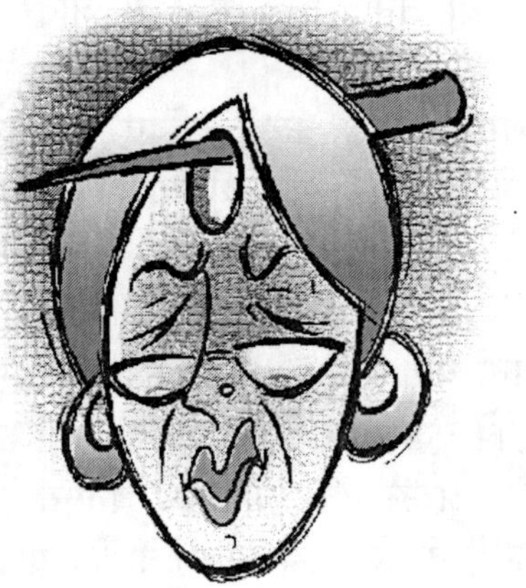

तनावग्रस्त होने पर अच्छे-खासे व्यक्ति का व्यवहार बिगड़ जाता है। बेचैनी, व्याकुलता, चिड़चिड़ापन, खीझ, असामान्य क्रोध, काम में पूरी एकाग्रता न बनना, ठीक से नींद न आना, आदि तरह-तरह की परेशानियाँ आदमी को घेर लेती हैं।

बेजा तनाव का आंतरिक अंगों पर भी असर पड़ता है। खूब पसीना आता है, मुँह सूखने लगता है, पेट में खलबली मची रहती है, चक्कर आ सकते हैं, दिल की धड़कन और साँसें तेज हो जाती हैं और बेहोशी

भी आ सकती है।

तनाव की एक बड़ी विशेषता यह भी है कि यह आपके व्यक्तित्व का हिस्सा बन जाता है। जो व्यक्ति हमेशा हड़बड़ी में रहता है, जरूरत से ज्यादा प्रतिस्पर्धा रखता है, हमेशा उग्र रवैया रखता है, क्षमता से अधिक काम हाथ में लेता रहता है और इतना उच्चाकांक्षी होता है कि उसके सपने कभी पूरे होने में ही नहीं आते, उसके तनाव-रुग्ण होने की आशंका सदा प्रबल रहती है।

लेकिन कोई चाहे तो अपने काम करने के ढंग और अपने व्यक्तित्व में छोटे-छोटे परिवर्तन लाकर जीवन को अधिक सहज, स्वस्थ और सुरीला बना सकता है। यह बात गाँठ बाँध लेनी चाहिए कि बार-बार चिंतारोधी और प्रशांतक दवाएँ लेने या तनाव-रुग्ण रहने से जीवन का मजा अधूरा रह जाता है।

निम्नलिखित बातों पर कुछ समय अमल करके देखिए कि तनाव कैसे फुर्र से उड़ जाता है और जीवन उन्हीं परिस्थितियों में पहले से कितना बेहतर हो जाता है :

उतना ही काम हाथ में लें जितना कर सकें : आधुनिक सभ्य समाज ने हम पर शालीनता और विनम्रता की एक ऐसी परत चढ़ा दी है, जिसके तले हम अक्सर 'न' नहीं कह पाते। अच्छा और लोकप्रिय बने रहने के लिए न चाहते हुए भी हम कई कामों के लिए हाँ कह देते हैं। बाद में उसके लिए समय खोज पाना या तो बहुत मुश्किल होता है या वह आगे की पूरी योजना को गड़बड़ा देता है। दोनों ही स्थितियाँ तनावकारी होती हैं। इससे अच्छा है कि कोई भी काम हाथ में लेने से पहले अपनी समय-सीमा और काम के औचित्य को ठीक से तौल लें। जो काम न कर सकते हों, उसके लिए विनम्रता के साथ साफ-साफ मना कर दें। कोई भी भला आदमी आपकी विवशता समझ जाएगा और उसमें अगर यह समझ नहीं, तो उसकी खातिर खुद को तनाव में भला क्यों डुबोना!

क्षमता से अधिक काम सिर पर ले लेने से एक तो जब तक काम पूरे नहीं होते, तनाव बना रहता है, दूसरे मानसिक एकाग्रता भी भंग होती है, जिससे कोई भी काम ढंग से पूरा नहीं होता। इससे भी

आंतरिक असंतोष पैदा होता है और काम न होने से प्रभावित व्यक्तियों से संबंधों में दरार अलग पैदा होती है।

काम की प्राथमिकताएँ तय कर लें : आज की जिंदगी में हर कोई समय के दबाव में जीता है। काम अनगिनत हैं, लेकिन समय सीमित है। ऐसे में तनाव से बचने के लिए अपने मन में प्राथमिकताएँ स्पष्ट रखकर चलना जरूरी है।

सभी कार्यों की फेहरिस्त बना लें और उनके आगे उनकी क्रमवार प्राथमिकता दर्ज कर लें। फिर एक के बाद एक काम करते चलें। इससे बहुत से काम एक साथ आ जाने पर भी आप पर दबाव नहीं बनेगा। वरना कई बार यही तनाव कि 'मुझे इतना कुछ करना है, इसे मैं कैसे पूरा कर सकूँगा', सबसे बड़ा दुश्मन बन जाता है।

घड़ी की सुइयों से लड़ना छोड़ दें : हर समय हड़बड़ी रखना ठीक नहीं। व्यवस्थित मन से धैर्यपूर्वक और लगन के साथ किया गया काम हमेशा अच्छा होता है, जबकि हड़बड़ी में किया गया काम न तो मुकम्मल होता है, न ही बहुत समय बचाता है।

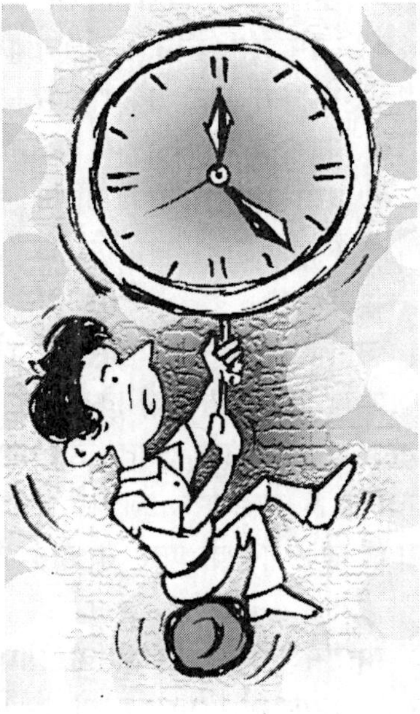

मजहब नहीं सिखाता किसी से वैर करना : कुछ लोग अनावश्यक ही हर समय होड़ में पड़े रहते हैं और मौका तलाशते रहते हैं कि कैसे दूसरों को अड़ंगी दें और उनका काम न होने दें या कैसे उनसे आगे निकलें। इस वैरपूर्ण स्पर्धा में कुछ नहीं रखा है। सुख अपने रास्ते पर आगे बढ़ने में ही है।

मन के हारे हार है, मन के जीते जीत : सकारात्मक सोच ही सफलता की कुंजी है। इससे मन-मस्तिष्क को ऊर्जा मिलती है और समुद्र की स्फूर्त लहरों के समान फुर्ती।

योजनाबद्ध तरीके से काम करें : जीवन में सुनियोजित ढंग से चलना हमेशा काम आता है। हो सकता है, हर योजना सफल न हो या उसमें बाधाएँ आएँ, पर इससे विचलित नहीं होना चाहिए। कर्मयोगी वही है जो जरूरत के मुताबिक अपने में, अपनी कार्य-योजना में सुधार और बदलाव ला सके। मगर ऐसा भी न हो कि आप अपने लक्ष्य से पूरी तरह भटक जाएँ।

किसी भी योजना का प्रारूप कार्य-विशेष से सुनिश्चित होता है, पर कुछ सामान्य बातें हर जगह लागू होती हैं, जैसे :

- सबसे पहले यह तय कर लें कि कार्य पूरा करने में क्या-क्या काम करने होंगे ?
- उनमें किस-किस किस्म की मदद चाहिए ?
- काम पूरा करने के लिए क्या-क्या साधन जुटाने हैं और ये कहाँ से कैसे जुट सकेंगे और उन पर क्या लागत आएगी ?
- काम पूरा करने में कितना समय लगेगा ?
- क्या-क्या बाधाएँ सामने आ सकती हैं और उनको कैसे दूर किया जा सकता है ?

अपनी तनाव-सीमा पार न करें : जिस तरह हर व्यक्ति अपने में अलग है, उसी तरह हर किसी की तनाव-सीमा भी अलग है। कोई कम तनाव में ही टूटने लगता है, कोई बहुत तनाव भी हँसते-खेलते झेल जाता है। समझदारी इसी में है कि अपनी तनाव-सीमा पहचानें और उसकी लक्ष्मण-रेखा पार न होने दें।

आराम और मनोरंजन के लिए भी समय रखें : काम-काज की ही तरह तफरीह और मौज-मस्ती के लिए भी समय निकालना बहुत जरूरी है। इससे मन-मस्तिष्क और शरीर फिर से खिल उठते हैं और नई स्फूर्ति पाने से तनाव से राहत मिलती है। लेकिन इसके लिए जरूरी है कि मन

और आत्मा को कुछ समय के लिए बिलकुल खुला छोड़ दें।

कुछ लोग साल में एक बार पर्यटन पर निकल जाने को ही आराम करने का उपाय मान लेते हैं, लेकिन यदि उसमें यात्रा-ही-यात्रा करनी पड़े और नजर घड़ी की सुइयों पर ही टिकी रहे तो यह किसी काम का नहीं।

तनाव से बचना मुश्किल नहीं। जीवन में थोड़ा-सा अनुशासन गूँथ लेने, रोजाना हल्का व्यायाम करने, संतुलित भोजन लेने, सात-आठ घंटे की नींद लेने, हँसने-खेलने और खुशी देनेवाली चीजें अपनाते रहने से जीवन स्वस्थ और भरा-पूरा रहता है।

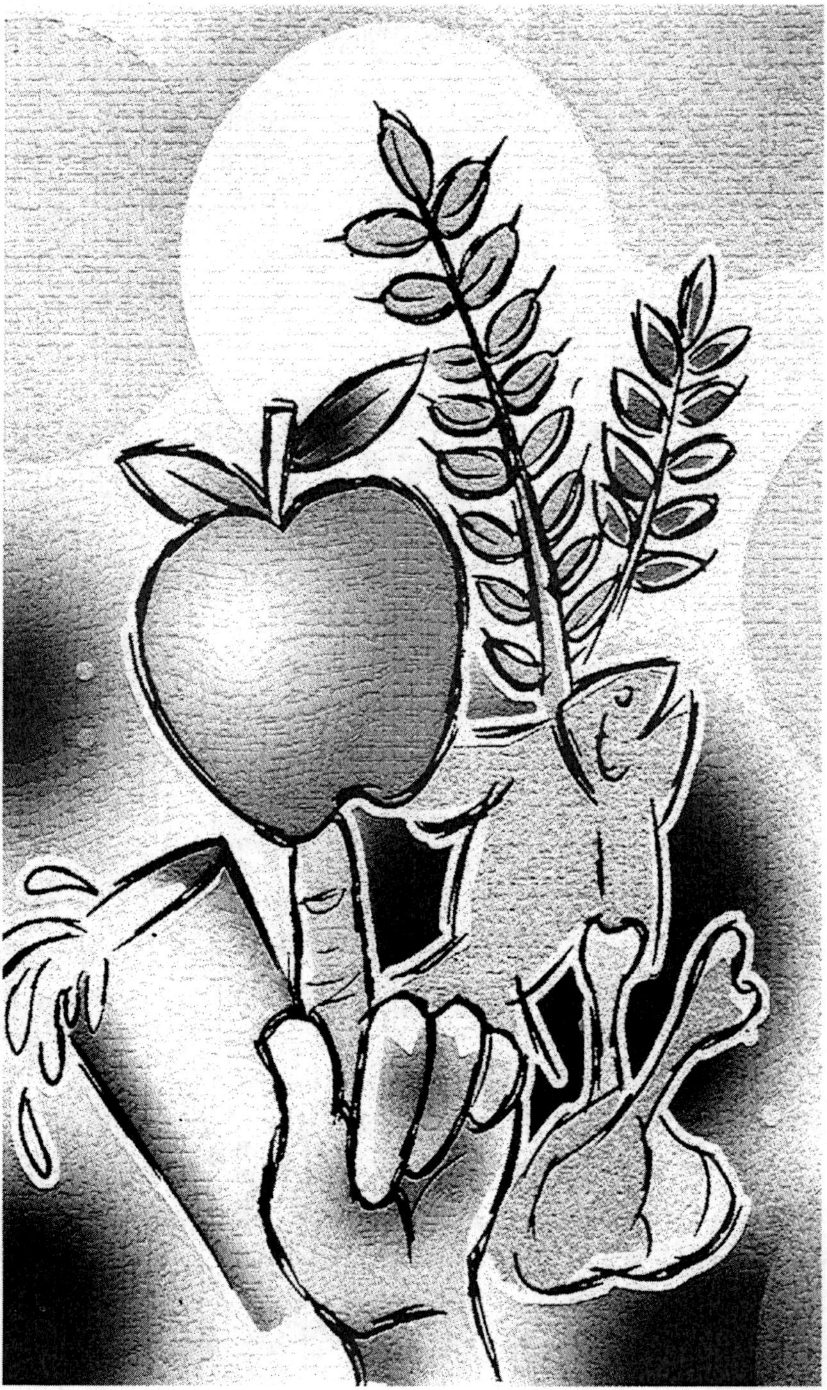

आहार शुद्धो सत्त्वशुद्धिः।।
(आहार शुद्ध होगा, तो शरीर, वाणी, मन और मस्तिष्क भी शुद्ध होंगे।)

—छांदोग्य उपनिषद्
(6:26:2)

दूसरा खंड

खान-पान और सेहत

भारतीय जीवन-दर्शन में शुद्ध और संतुलित आहार की महिमा का सदियों से बखान होता आया है। आयुर्वेद के ग्रंथों में मनुष्य को खान-पान के प्रति संयमी होने की सलाह दी गई है। पथ्य हर किसी के लिए स्वास्थ्यवर्धक है; किंतु कुछ व्याधियों में उसका महत्त्व औषध समान है। उसके बगैर रोग पर नियंत्रण पाने की कल्पना ही अधूरी है, सच्चे अर्थ में यह इलाज की पहली बुनियाद है जिस पर स्वस्थ जीवन की सुंदर इमारत खड़ी हो सकती है।

आहार में संयम कई प्रकार से स्वास्थ्यवर्धक है। इससे शरीर हृष्ट-पुष्ट बन सकता है। व्यक्ति तरह-तरह की व्याधियों और मोटापे से बच सकता है, वह अपने रक्त-शुगर पर बेहतर नियंत्रण पा सकता है, हृदय और धमनियों को रोगी होने से बचा सकता है और संपूर्ण व निरोग जीवन की कामना कर सकता है।

स्वस्थ संतुलित आहार का नक्शा

आहार की रूपरेखा सुनिश्चित करने के लिए सबसे पहले अपना वजन लें और उसे अपनी लम्बाई तथा उम्र के मुताबिक तालिका में दिए गए उपयुक्त वजन से मिलाएँ :

भारतीय पुरुषों एवं स्त्रियों का लंबाई और उम्र के अनुरूप वजन

लंबाई फुट	इंच	मीटर	पुरुषों के लिए सही वजन (किलोग्राम में)	स्त्रियों के लिए सही वजन (किलोग्राम में)	उम्र के साथ संबंध
4	11	1.500	53 से 57	49 से 52	तीस वर्ष की उम्र तक वजन यहाँ दर्शाए गए वजन से दस प्रतिशत अधिक हो सकता है।
5	0	1.525	54 से 58	51 से 54	
5	1	1.550	55 से 59	52 से 55	
5	2	1.575	56 से 60	53 से 57	
5	3	1.600	58 से 61	54 से 58	
5	4	1.625	59 से 64	56 से 60	
5	5	1.650	61 से 65	58 से 61	तीस से पैंतीस वर्ष की उम्र में वजन यहाँ दर्शाई गई सीमाओं के पार नहीं जाना चाहिए।
5	6	1.675	62 से 66	59 से 64	
5	7	1.700	64 से 68	61 से 65	
5	8	1.725	65 से 71	62 से 67	
5	9	1.750	68 से 73	64 से 69	
5	10	1.775	69 से 74	66 से 70	
5	11	1.800	71 से 76	67 से 72	पैंतीस के बाद वजन यहाँ दर्शाई गई सीमाओं से दस प्रतिशत कम ही होना चाहिए।
6	0	1.825	73 से 78	69 से 75	
6	1	1.850	75 से 81		
6	2	1.875	78 से 83	—	
6	3	1.90	80 से 87	—	

अब यह देखें कि आपका काम किस किस्म का है! क्या आप प्रायः एक जगह पर बैठे रहते हैं? या कुछ भाग-दौड़ जरूरी होती है? या पूरे दिन ही जमकर शारीरिक मेहनत करते हैं? फिर यह सुनिश्चित करने के लिए कि रोजाना कितनी कैलोरी लेनी चाहिए, इस तालिका का प्रयोग करें :

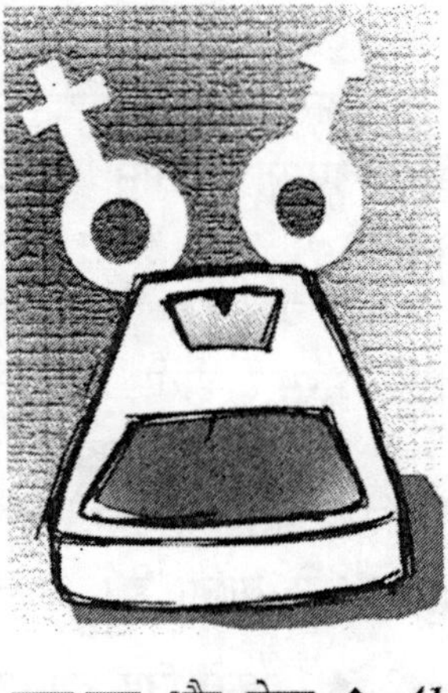

वजन और काम की प्रकृति के अनुसार प्रति किलोग्राम वजन के लिए कैलोरी की जरूरत

आपके शरीर का वजन कितना है	*हमेशा बैठे रहनेवाले के लिए*	*थोड़ी दौड़-धूप करनेवाले के लिए*	*ज्यादा शारीरिक मेहनत करनेवाले के लिए*
सामान्य से अधिक है	25	30	35
बिलकुल ठीक है	30	35	40
कम है	35	40	45

अब कैलोरी का सही अंक चुनकर उसे अपने वजन से गुणा कर दें। उदाहरण के लिए, किसी 60 किलोग्राम वजनवाले व्यक्ति के लिए जिसका वजन उम्र के अनुसार सही है और काम प्रायः एक जगह बैठे रहने का है, दैनिक आवश्यकता 60×30=1800 कैलोरी है।

बच्चों पर यह फार्मूला लागू नहीं होता। उनके लिए इस फार्मूले का प्रयोग करें: 100+(100×बच्चों की उम्र); जैसे, बच्चे की उम्र यदि सात वर्ष है, तो उसे रोजाना 100+(100×7)=800 कैलोरी चाहिए।

खानपान का नक्शा खींचने के लिए अगला कदम कैलोरी के स्रोत यानी खाद्यों में छिपे कार्बोहाइड्रेट, प्रोटीन और वसा का सही अनुपात तय करना है ताकि आहार में सभी पोषक तत्त्व ठीक-ठीक मात्रा में हों और स्वास्थ्य ठीक बना रहे।

आहार में दो प्रकार के कार्बोहाइड्रेट होते हैं—असंयुक्त और संयुक्त।

असंयुक्त कार्बोहाइड्रेट कुछ ही अणुओं के मेल से बने होते हैं, इसलिए वे आसानी से टूट जाते हैं और उनमें मौजूद ग्लूकोस थोड़े ही समय में जज्ब होकर खून में पहुँच जाता है। चीनी, बूरा, शहद, गोली, टॉफी, चॉकलेट, जैम, मिठाई, केक और पेस्ट्री में असंयुक्त कार्बोहाइड्रेट की भरमार होती है। इन्हें कम मात्रा में लिया जाना चाहिए।

संयुक्त कार्बोहाइड्रेट के साथ यह परेशानी नहीं है। उसकी संरचना जटिल होती है, अतः उसे टूटने में समय लगता है। फलस्वरूप ब्लडशुगर धीरे-धीरे बढ़ता है। साबुत अनाज, दालें और कुछ सब्जियाँ इसी कारण

स्वास्थ्य के लिए उपयुक्त मानी जाती हैं।

कैलोरी का हिसाब लगाने के लिए यह जानना जरूरी है कि एक ग्राम कार्बोहाइड्रेट से हमें चार कैलोरी मिलती हैं।

प्रोटीन शरीर के निर्माण में काम आती है। उससे भी शरीर को प्रति ग्राम चार कैलोरी मिलती हैं। दालें, साबुत अनाज, सोयाबीन, मूँगफली, अंडे, दूध, मांस और मछली प्रोटीन-समृद्ध होते हैं।

वसा (चरबी) का प्रमुख कार्य शरीर को ऊर्जा देना है। दूसरे, उसकी उपस्थिति में ही हमारी आँतें भोजन से विटामिन-ए, विटामिन-डी, विटामिन-ई और विटामिन-के को जज्ब कर पाती हैं। घी, तेल, मक्खन, सुअर की चरबी और अंडे का पीला हिस्सा वसा के सबसे धनी स्रोत हैं। यों गोश्त, सॉसेज, पनीर और सूखे मेवों में भी यह प्रचुर मात्रा में पाई जाती है। वसा के एक ग्राम से हमें नौ कैलोरी मिलती हैं।

सामान्य आहार में 50 प्रतिशत कार्बोहाइड्रेट, 20 प्रतिशत प्रोटीन और 30 प्रतिशत वसा होना उपयुक्त है। लेकिन इस अनुपात में जरूरत के मुताबिक अदला-बदली की जाती है। इसके लिए आहार-विशेषज्ञ से परामर्श लेना जरूरी होता है।

आहार में विटामिन और खनिज भी पर्याप्त मात्रा में होना जरूरी हैं। आहार-विशेषज्ञ (डाइटीशियन) उपर्युक्त आधार पर ही आहार-चार्ट तैयार करते हैं।

करामाती रेशे

बहुत कम लोग ऐसे आहार के महत्त्व को समझते हैं, जिसमें रेशे काफी अधिक मात्रा में उपलब्ध हों। वनस्पतियों से प्राप्त होनेवाले खाद्य पदार्थों का यह घटक यद्यपि हजम नहीं हो पाता; किंतु अच्छे स्वास्थ्य के लिए यह बहुत जरूरी होता है। मानवों की पाचन-प्रक्रियाओं (एंजाइमों) का इन पर कोई असर नहीं हो पाता। इसलिए बिना खंडित हुए ये अँतड़ियों के रास्ते बे-रोक-टोक गुजर जाते हैं। यद्यपि इनमें पोषक तत्त्व मौजूद नहीं होते; किंतु वैज्ञानिक प्रमाणों से यह अच्छी तरह सिद्ध हो चुका है कि यदि संतुलित मात्रा में इनका सेवन किया जाए, तो यह

काफी कारगर सिद्ध हो सकते हैं।

ऐसे कई समुदाय-गत अध्ययन किए गए, जिनके अंतर्गत अलग-अलग खानपान और उनके साथ जुड़ी अलग-अलग किस्म की बीमारियों की छानबीन की गई। इन अध्ययनों से यह पुष्टि हुई है कि हम अपने भोजन में कितने रेशेदार खाद्य पदार्थ लेते हैं, इसका हमारे स्वास्थ्य पर सीधा और गहरा असर पड़ता है। आज इस बात के पर्याप्त प्रमाण उपलब्ध हैं कि भोजन में रेशों की कम मात्रा रहने से व्यक्ति कई प्रकार के शारीरिक रोगों का शिकार हो सकता है, जैसे—कब्ज, अँतड़ियों की खराबी, पित्ताशय की पथरी, बड़ी आँत का कैंसर, डायबिटीज, मोटापा और हृदय-रोग। किंतु जो लोग अपने रोजमर्रा के आहार में रेशेदार चीजें काफी मात्रा में ग्रहण करते हैं उनके मामले में, यदि कोई और कारण

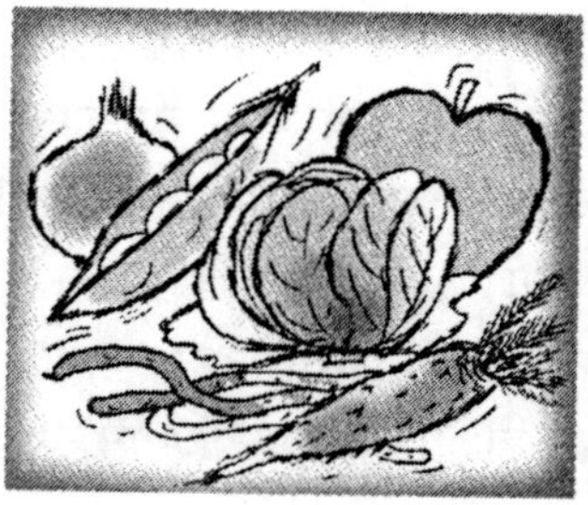

मौजूद न हो, तो उक्त बीमारियाँ प्रायः सिर नहीं उठा पातीं।

कोई यदि रेशेदार खाद्य पदार्थ नहीं लेता रहा है, तब भी कुछ नहीं बिगड़ा। अब भी वह प्राकृतिक रेशेदार खाद्य पदार्थ, जैसे—ताजे फल, सब्जियाँ और साबुत अनाज लेने लगे तो उसके स्वास्थ्य में बेहतरी आ सकती है। अध्ययनों में पाया गया है कि आहार में रोजाना 30 ग्राम रेशे लेते रहने से रक्त-शुगर और कोलेस्ट्रोल को नियंत्रित रखने में मदद मिलती है।

आमतौर पर कार्बोहाइड्रेट की अधिक मात्रावाला भोजन लेने से उसके हजम और जज्ब होने के फौरन बाद खून में ग्लूकोस का स्तर अचानक बढ़ जाता है। पर भोजन में रेशेदार चीजें हों तो ग्लूकोस धीमी गति से जज्ब होता है और खून में ग्लूकोस की मात्रा अचानक नहीं बढ़ती।

रेशों का इस्तेमाल शुगर के रोगियों के इलाज के तौर पर भी किया

जा रहा है। डॉक्टर ऐसे रोगियों को खाने के बाद गुआर की गोंद लेने की सलाह देते हैं। यह एक रेशेदार पदार्थ है। इसके इस्तेमाल से संतोषप्रद परिणाम देखने को मिले हैं।

रेशे कोलेस्ट्रोलयुक्त पित्त अम्लों पर नियंत्रण रखने में भी मदद करते हैं। वे मल के जरिए पित्त को ज्यादा मात्रा में खारिज करने में सहायक होते हैं। इस प्रकार यह प्रक्रिया पित्ताशय में पथरी बनने से बचाव करती है और इससे आँत में स्वस्थ जीवाणुओं को बनाए रखने में भी मदद मिलती है।

संतुलित मात्रा में खाद्य पदार्थ लेने से रक्त में कोलेस्ट्रोल की मात्रा को कम करने में भी मदद मिलती है। इसके परिणामस्वरूप दिल की धमनियों की तकलीफ पैदा होने की संभावनाएँ कम हो जाती हैं। रेशों के इस्तेमाल से कैलोरी की मात्रा में वृद्धि नहीं होती और मोटापे से भी आदमी बचा रहता है जो कि स्वयं बहुत सी तकलीफों का कारण होता है।

भोजन में रेशों की पर्याप्त मात्रा रहने से मल को मलाशय तक पहुँचाने में मदद मिलती है। छोटी आँत से भोजन तेजी से आगे बढ़ पाता है और बड़ी आँत के भीतर का दबाव कम हो जाता है। इससे कब्ज की शिकायत नहीं होती और मलाशय के कैंसर से भी बचाव रहता है।

स्वास्थ्यकर पौष्टिक शाकाहारी भोजन में रेशे पर्याप्त मात्रा में उपलब्ध होते हैं। ताजा फल और सब्जियाँ (जहाँ कहीं संभव हो छिलकों सहित), पूरा अनाज और दालें आदि खाने में स्वादिष्ट होते हैं और हजम भी जल्दी होते हैं। फलों में नाशपाती, अलूचे, अंगूर, सेब, केला और संतरा इस दृष्टि से अधिक उपयोगी हैं। सब्जियों में सभी पत्तेदार सब्जियाँ, फलियाँ, पत्ता गोभी, मटर, गाजर, हरी मिर्च, शलजम और करेला काफी फायदेमंद होते हैं। चोकरयुक्त आटे के भी यही गुण हैं। जबकि मैदे में ये गुण न के बराबर हैं। इसलिए डबल रोटी का ही शौक रखते हों तो मैदे की बजाय चोकरयुक्त आटे की (होल व्हीट ब्रेड) ही खाएँ। प्रोसेस्ड फूड, खासतौर पर हैमबरगर आदि, जैसे फास्ट फूड से बचें।

लेकिन किसी भी चीज की अति नुकसानदेह ही होती है। बहुत अधिक रेशे लेने से उदरवायु, पेट-फुलाव, यहाँ तक कि दस्त लगने तक की नौबत आ सकती है। इसलिए यदि आप भोजन में रेशों की मात्रा

बढ़ाना चाहते हैं, तो उसे धीरे-धीरे बढ़ाएँ। इससे आपके जिस्म को उसका आदी होने के लिए समय मिल जाएगा।

खाद्य और पेय पदार्थों में रेशा : जितना ज्यादा, उतना अच्छा

रेशे की मात्रा	*सब्जियाँ*	*फल*	*दूसरी चीजें*
प्रचुर (प्रति 100 ग्राम 10 ग्राम से अधिक रेशा)	मटर लाल लोबिया	खुबानी अंजीर सूखे बेर	ईसबगोल का छिलका, कॉर्नफ्लेक्स, बादाम, खमीर, चोकर।
बहुत अच्छी (प्रति 100 ग्रा. 6 से 10 ग्रा. रेशा)	पालक सेम सरसों का साग	काला अंगूर काली बेरी रसभरी खजूर किशमिश	चोकरवाला आटा जई का दलिया चेस्टनट्स मूँगफली
बीच की (प्रति 100 ग्रा. 2 से 5 ग्राम रेशा)	गाजर चुकंदर फ्रांसबीन पत्ता गोभी शलजम मक्का अंकुरित सब्जियाँ खुंबी (मशरूम) मसूर	सेब केला करौंदा नाशपाती अलूचा झरबेरी मधुरस आलूबुखारा स्ट्राबेरी	मैदा डबलरोटी अखरोट सेवईं
सीमित (प्रति 100 ग्रा. 2 ग्राम से कम रेशा)	फूलगोभी खीरा सलाद प्याज मिर्च शतावरी का साग अजवाइन	अंगूर आम लीची अनन्नास संतरा तरबूज आड़ू	

नमक में पाया जाने वाला सोडियम उच्च रक्तचाप के रोगियों के लिए सीमित मात्रा में ही ठीक है, यह एक पुरानी जानकारी है। उच्च रक्तचाप के प्रत्येक रोगी को डॉक्टर से यह हिदायत मिलती है कि वह कम नमक खाए। यह पथ्य व्यवहार में लाना उपयोगी है। हालाँकि नई खोजों से यह पता चलता है कि इस किस्म का परहेज हर उच्च रक्तचाप के रोगी के लिए फायदेमंद नहीं होता। कुछ के रक्तचाप पर

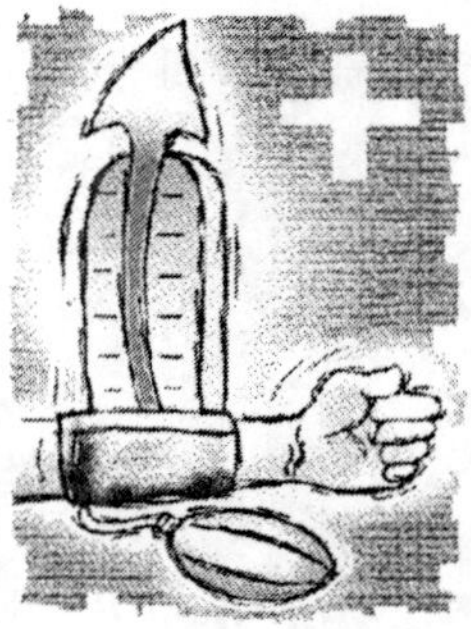

इसका जरा भी असर नहीं पड़ता कि वे कितना सोडियम एक दिन में खाते-पीते हैं। फिर भी मान्यता यही है कि रक्तचाप बढ़े होने पर रोजाना 5 ग्राम से ज्यादा नमक नहीं लेना चाहिए। यानी कि दाल-सब्जी में सामान्य नमक चाहे खा लें, पर 'टेबल सॉल्ट' का इस्तेमाल बिलकुल न करें और चिप्स, नमकीन बिस्कुट, भुजिया, दालमोठ, अचार, चटनी, डिब्बाबंद खाद्य पदार्थ, बाजार का प्रोसेस्ड पनीर और मक्खन कम-से-कम लें। सलाद तो खाएँ, पर उस पर ऊपर से नमक नहीं बुरकें। इन छोटी-छोटी सावधानियों से ही सोडियम की दैनिक मात्रा को नियंत्रण में रखा जा सकता है।

लेकिन रक्तचाप और खानपान के आपसी संबंधों पर काम करनेवाले आधुनिक अनुसंधानकर्ताओं का कहना है कि समझदारी इसमें है कि न सिर्फ सोडियम को कम मात्रा में लिया जाए, बल्कि रोजाना खूब पोटेशियम भी प्राप्त करें। इससे रक्तचाप को काबू में रखने में मदद मिलती है। पोटेशियम प्राप्त करने का सबसे सरल रास्ता है—प्रचुर मात्रा

में ताजा फल और सब्जियाँ खाना।

शोध से पता चला है कि पोटेशियम का सेवन रक्तचाप को संतुलित रखने में मददगार होने के साथ-साथ सेरिब्रल स्ट्रोक (फालिज) से भी बचाए रखने में सहायक है।

रक्तचाप और नमक

चाहे सादा नमक कहें या सोडियम क्लोराइड; लेकिन जाना-माना तथ्य है कि जब से आदमी सभ्य हुआ है तभी से नमक लोकप्रिय रहा है।

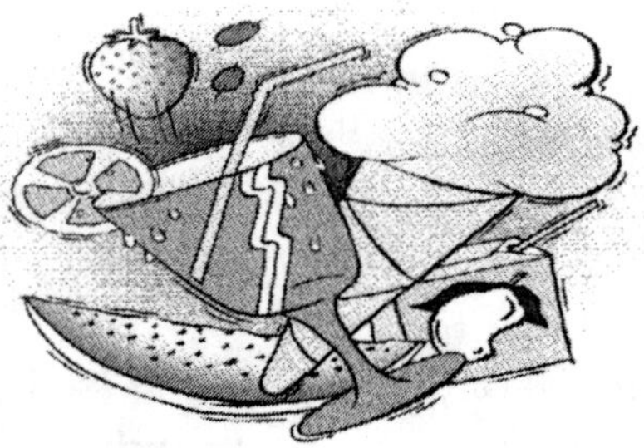

सदियों से यह व्यंजन का स्वाद बढ़ाने के काम आता रहा है। किसी भी वस्तु या खाद्य पदार्थ का रंग बरकरार रखने के लिए भी नमक का इस्तेमाल किया जाता है। यदि नमक न होता, तो जैविक विकास के सामान्य नियमों के अनुसार अब तक हमारी स्वाद-ग्रंथियाँ सिकुड़ गई होतीं और फास्ट फूड, तैयार खाद्य पदार्थ, अचार, चटनी जैसी चटपटी चीजों का मजा भी आधा-अधूरा रह जाता।

लेकिन नमक का इतना अधिक इस्तेमाल हमारी सेहत के लिए ठीक नहीं। कुदरत ने हमारा शरीर इस प्रकार नहीं बनाया है कि हम अत्यधिक मात्रा में नमक का इस्तेमाल कर सकें। यदि हम कुछ हजार वर्ष पहले के इतिहास पर नजर डालें तो पता चल जाएगा कि पुरापाषाण युग में हमारे पूर्वज आज की तुलना में 1/5 भाग से भी कम नमक खाते थे।

बेशक हमारे शरीर की भीतरी प्रकृति हमारी निरंतर बदलती रुचियों

के अनुसार खुद को ढालती आई है। लेकिन हममें से कई को इन रुचियों की भारी कीमत भी चुकानी पड़ती है। अधिक मात्रा में सोडियम लेते रहने से हमारे शरीर में कुल द्रव पदार्थ की मात्रा बढ़ जाती है। हम जितना ज्यादा नमक ग्रहण करते हैं, उतना ही हमारे शरीर में पानी ज्यादा हो जाता है। इससे हमारे 'सिस्टम' पर अधिक भार पड़ता है और रक्तचाप बढ़ने का जोखिम बढ़ जाता है। आधुनिक सभ्य समाज में ब्लड प्रेशर बढ़ने का यह एक महत्त्वपूर्ण कारण हो सकता है। आदिवासी जातियों में हुए अध्ययनों से इस सोच को बल मिला है। उदाहरण के रूप में, यनोमेमो इंडियन जाति के 40-49 वर्ष के लोगों में पुरुषों के बीच औसत रक्तचाप 107/67 और स्त्रियों के बीच 98/62 पाया गया है। गौरतलब है कि इस जाति के लोग अपने खानपान में नमक बहुत कम इस्तेमाल करते हैं।

अतएव आश्चर्य नहीं कि उच्च रक्तचाप के इलाज में बहुत पहले से नमक पर पाबंदी लगती रही है। सन् 1906 से डॉक्टर ब्लड प्रेशर के रोगियों को कम नमक खाने की सलाह देते आए हैं। इधर कुछ वर्षों में नए शोधों ने अब कुछ बिलकुल चौंका देने वाले तथ्य सामने रखे हैं। इसके तहत उच्च रक्तचाप के रोगियों को दो वर्गों में बाँटा गया है– 1. नमक के प्रति संवेदनशील, 2. नमक के प्रति असंवेदनशील। पाया गया है कि सिर्फ पहले वर्ग के रोगियों को ही आहार में नमक की मात्रा कम करने से आराम मिलता है। लेकिन दूसरे वर्ग के रोगियों को ऐसा करने से कोई लाभ नहीं होता।

इस शोध का निष्कर्ष बहुत साफ है। ब्लड प्रेशर बढ़ा हुआ है तो नमक कम करके देखें कि इसका आपके रक्तचाप पर क्या प्रभाव पड़ता है। इसके लिए जरूरी है कि आप कम से कम चार सप्ताह तक कम नमक खाएँ। यदि इससे लाभ पहुँचे, तो परहेज जारी रखें; कोई फर्क नहीं दिखे तो डॉक्टर से सलाह लें, पूछें कि क्या परहेज करते रहना जरूरी है!

अध्ययनों में पाया गया है कि 50 प्रतिशत रोगियों के लिए नमक कम करना लाभकारी सिद्ध होता है। यह लाभ उन्हें दो प्रकार से मिलता है–रक्तचाप पहले के मुकाबले आप-से-आप कम हो जाता

है और उच्च रक्तचापरोधी दवाएँ भी पहले से अच्छा असर दिखाने लगती हैं।

अध्ययनों में यह भी पाया गया है कि उच्च रक्तचाप के रोगी प्रायः नमक अधिक पसंद करते हैं। बड़ी उम्र में आकर यह मसला और गंभीर हो जाता है। ऐसा मुँह की स्वाद-ग्रंथियों के शिथिल पड़ जाने से होता है। इसीलिए इस अवस्था में आने पर लोग स्वाद बढ़ाने के लिए अतिरिक्त नमक पसंद करना शुरू कर देते हैं। पर ब्लड प्रेशर बढ़ा हो, तो बुढ़ापे की इस बेजा ललक से खुद को बचाकर ही रखना चाहिए।

आप यदि नमक कम कर दें तो कुछ महीनों में इसके प्रति आपकी ललक तथा रुचि अपने आप कम होने लगेगी। स्वाद के लिए आप नमक के स्थान पर कोई और चीज चुन सकते हैं।

अधिक नमक (सोडियम) वाले आहार

- अचार, चटनी तथा सॉसेज।
- नमकीन, भुजिया, दालमोठ, आलू के चिप्स, वेफर्स और नमकीन बिस्कुट।
- तैयार 'चीज' और नमकीन मक्खन।
- गाय का दूध।
- कार्न फ्लेक्स
- चौलाई का साग, कमल के हिस्से, लीची तथा खरबूजा।
- पेस्ट्री, केक तथा आइसक्रीम।
- सॉसेज, हैम, सुअर का मांस, मछली।
- सुरक्षित, डिब्बेबंद तथा बोतलबंद खाद्य पदार्थ।
- फास्ट फूड तथा फ्रीज खाद्य पदार्थ।
- कुछ दवाएँ, जैसे ऐंटं एसिड।

कोलेस्ट्रोल के बारे में

हम क्या और कितना खाते हैं, इसी से हमारे रक्त कोलेस्ट्रोल का घटना-बढ़ना जुड़ा है।. कोई रोजाना जरूरत से ज्यादा कैलोरी का भोजन

लेता रहे, गरिष्ठ, चर्बीवाली, तली चीजें खाता रहे तो उसके शरीर में नुकसानदेह कोलेस्ट्रोल की मात्रा बढ़ जाती है। जबकि संतुलित, पौष्टिक भोजन लेने से और थोड़ा परहेज करने से कोलेस्ट्रोल कम भी किया जा सकता है। कोलेस्ट्रोल घटाने के लिए कम कैलोरी लेना पहली जरूरत है। इससे वजन भी घटता है।

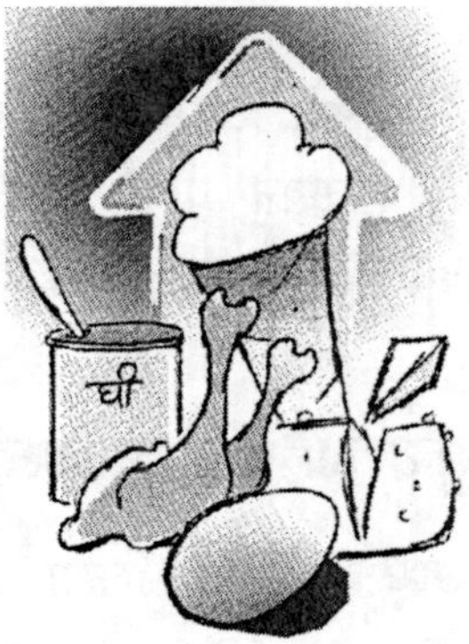

दूसरी जरूरत खानपान की उन चीजों पर बंदिश लगाने की होती है जिनमें कोलेस्ट्रोल अधिक मात्रा में होता है। गौरतलब है कि प्राकृतिक रूप से कोलेस्ट्रोल सिर्फ जानवरों से मिलनेवाली खाने-पीने की चीजों में पाया जाता है। वनस्पतियों, जैसे—शाक-सब्जियों और फलों में वह बिलकुल नहीं होता। अंडे की जरदी, जानवरों के कुछ खास अंगों के मांस (जैसे—भेजा, कलेजी व गुरदे) और दुग्ध उत्पाद (जैसे—खालिस घी, मलाई, आइसक्रीस, पनीर और मक्खन) कोलेस्ट्रोल के धनी होते हैं।

अधिक वसावाली चीजें भी कोलेस्ट्रोल बढ़ाती हैं। इस नजर से तली हुई चीजें सबसे अधिक नुकसानदेह हैं। हैमबरगर, चीज, फ्रैंच फ्राइज, पनीर और क्रीमयुक्त ट्रिफ्ल सैंडविच, इतालवी पीजा, आलू की टिक्की, छोले-भठूरे, कचौड़ी, समोसा और मट्ठी जैसे फास्टफूड में वसा कूट-कूट कर भरी होती है।

वसा की भी दो किस्में होती हैं—संतृप्त वसा (सैच्युरेटेड फैट) और असंतृप्त वसा (अनसैच्युरेटेड फैट)। संतृप्त वसा चूँकि कोलेस्ट्रोल के

एल.डी.एल. घटक को बढ़ाती है, इसलिए नुकसानदेह है। लेकिन असंतृप्त वसा कोलेस्ट्रोल के एच.डी.एल. घटक को घटाती है, इसलिए एक सीमा तक लाभकारी है।

खाना पकाने के कुछ तेल जैसे करडी (सेफ्लावर), सूरजमुखी (सनफ्लावर), सोयाबीन, मकई (कॉर्न), तोरिया (रेपसीड) और बिनौलों (काटन सीड) का तेल असंतृप्त वसा से समृद्ध होते हैं। अतएव खाना पकाने और तलने में इन तेलों को इस्तेमाल में लाना स्वास्थ्य की दृष्टि से बेहतर है। इसके विपरीत नारियल और ताड़ का तेल, वनस्पति घी, देसी घी और मक्खन चूँकि संतृप्त वसा के भंडार हैं, इसलिए उनमें तला-पका खाना बहुत नुकसानदेह होता है।

बुरा ही बुरा नहीं है कोलेस्ट्रोल

आजकल लगभग हर पढ़ा-लिखा व्यक्ति यह मानता है कि शरीर में कोलेस्ट्रोल का बढ़ जाना स्वास्थ्य के लिए अच्छा नहीं है। खाना पकाने में काम में लाए जानेवाले नए तेलों के विज्ञापनों में भी यह बात जोर-शोर से विज्ञापित की जा रही है।

यह सच है कि शरीर में कोलेस्ट्रोल का ज्यादा होना ठीक नहीं है। इससे धमनियों पर चरबी चढ़ जाती है, धमनियाँ तंग हो जाती हैं और उनमें खून का दौरा कम हो जाता है। इसी से आगे चलकर एंजाइना, दिल का दौरा और लकवा (सेरिब्रल स्ट्रोक) जैसी तकलीफें पैदा हो जाती हैं। अतएव स्वस्थ रहने के लिए जरूरी है कि हम खान-पान में सीमित मात्रा में ही कोलेस्ट्रोल लें।

पर जानने लायक बात यह भी है कि कोलेस्ट्रोल सिर्फ बुरा नहीं है। यह कई तरह से हमारे काम भी आता है। कोशिकीय स्तर पर यह 'सैल मेंबरेन', हार्मोनल प्रणाली में यह एड्रिनल ग्रंथि में बननेवाले स्टीरॉयड हार्मोन, स्त्रियों में यह डिंब ग्रंथि और पुरुषों में यह अंड ग्रंथि में बननेवाले यौन (सेक्स) हार्मोन का मूल निर्माण-स्रोत है। इसके बगैर जिगर में बाइल साल्ट्स (पित्त) भी नहीं बन सकते; यह उनका निर्माता है। सच तो यह है कि कोलेस्ट्रोल के बिना जीवन चल पाना ही मुमकिन नहीं।

कम कोलेस्ट्रोल और कम वसावाला आहार

शरीर में कोलेस्ट्रोल के नुकसानदेह घटक मसलन एल.डी.एल., बी.एल. डी.एल. और ट्राइग्लीसराइड की मात्रा घटाने के लिए निम्नलिखित खाद्य पदार्थों से बचना जरूरी है :

- तले हुए पदार्थ, जैसे पूरी, पराँठा, पकौड़े, समोसे, दालमोठ, मठरी आदि।
- मक्खन, देशी घी, क्रीमयुक्त दूध, हाइड्रोजनीकृत कृत्रिम मक्खन (मार्गेरिंस)। पॉलिसेच्युरेटिड तेल का इस्तेमाल करें, जैसे—सफोला, सनफ्लॉवर, सरसों, मकई या सोया का तेल। नारियल के तेल से बचें।
- केक, बिस्कुट और पेस्ट्रीज।
- मलाईवाला दूध, गाढ़ा दूध, मलाई (क्रीम), क्रीम से बने व्यंजन आदि। इसकी बजाय सप्रेटा दूध का इस्तेमाल करें।
- चॉकलेट, आइसक्रीम (बर्फ छोड़कर), पनीर आदि लेकिन कम वसायुक्त चीज का इस्तेमाल किया जा सकता है।
- प्रति सप्ताह एक या दो से अधिक अंडों की जरदी न लें।
- नारियल, कॉफी जैसे अन्य पदार्थ, बॉर्नविटा, हार्लिक्स, आदि।
- सूखे मेवे तथा काजू, बादाम, मूँगफली, चिलगोजे, अखरोट, आदि।
- आलू के चिप्स।
- पशुओं का मांस—लीवर, गुरदे और मस्तिष्क। यदि मांसाहार पसंद करते हैं तो बिना चरबी का चिकन तथा मछली खा सकते हैं।
- गाढ़ी तरी तथा डिब्बाबंद सूप।
- सभी प्रकार की मिठाइयाँ, दूध के पूए, चीनी, जैम, शहद, गुड़, कुछ कंदमूल वाली सब्जियाँ, जैसे—बीटरूट, पार्सनिप। आलू सीमित मात्रा में लिये जा सकते हैं।
- मदिरा, सॉफ्ट ड्रिंक्स और जूस।
- मुरब्बा, मीठा अचार तथा चटनी और सॉसेज।

वजन कम करनेवाली कम कैलोरी की आहार सारणी

(मोटापे के शिकार वयस्क व्यक्तियों के लिए उपयुक्त)
अधिकतम कैलोरी—1200 कैलोरी

सुबह	एक कप चाय, 1/2 छोटा चम्मच चीनी, अधिक-से-अधिक 50 मि. ली. दूध।
नाश्ता	दो बड़े चम्मच दलिया या पंद्रह बड़े चम्मच कार्नफ्लेक्स अथवा डबलरोटी का एक पीस। मध्यम आकार कप टोंड दूध (200 मि. ली.) इसमें एक छोटा चम्मच चीनी।
नाश्ते के बाद	कोई एक फल बदल-बदलकर।* (100 ग्राम)
दोपहर का भोजन	मध्यम आकार की दो चपातियाँ (40 ग्राम) या एक कप चावल। घी या मक्खनरहित आधा कप या एक

* निम्नलिखित में से कोई एक फल 80 से 100 ग्राम या बताई गई मात्रा में बदल-बदलकर लें। प्रत्येक में लगभग 10 ग्राम कार्बोहाइड्रेट, 40 कैलोरी तथा प्रोटीन और वसा नाम मात्र की है।

एक छोटा सेब	एक मध्यम आकार का संतरा
दो ताजा खूबानियाँ	पपीते का 2"×3" टुकड़ा
आधा छोटा केला	एक मध्यम आकार का आड़ू
एक छोटा शरीफा	एक छोटी नाशपाती
दो खजूरें	अनन्नास का एक टुकड़ा
60 ग्राम या पंद्रह अंगूर	दो आलूबुखारे
आधा चकोतरा	एक छोटा (50 ग्राम) चीकू
एक अमरूद	एक मध्यम आकार की मीठी मौसमी
एक छोटा आम (60 ग्राम)	एक कप स्ट्राबेरी
खरबूजे का एक टुकड़ा	तरबूज का एक टुकड़ा (200 ग्राम)

	कटोरी दाल (25 ग्राम), आधा कप अथवा एक कटोरी सब्जी, एक कप (200 मि. ली.) दही एवं सलाद। एक छोटा चम्मच भोजन पकाने का तेल।
शाम	एक कप चाय, आधा छोटा चम्मच चीनी, 50 ग्राम दूध, दो बिस्कुट।
रात का भोजन	मध्यम आकार की चपातियाँ दो (40 ग्राम), आधा कप या एक कटोरी दाल, आधा कप या एक कटोरी सब्जी, एक कप दही, सलाद। एक छोटा चम्मच भोजन पकाने का तेल।

अभीष्ट रूप में खाए जानेवाले खाद्य पदार्थ

- कच्ची सब्जियाँ, जैसे—सलाद, गाजर, मूली, टमाटर, प्याज, काहू (लेट्यूस), खीरा, आदि।
- मसाले रहित सादा सूप, नीबू, सोडा, वगैरह।

यह आहार सारणी मोटापे से छुटकारा दिलाने के लिए तैयार क़ी गई है। इसमें आहार के समुचित गुणों और मात्रा संबंधी विभिन्न पक्षों पर पूरा ध्यान दिया गया है। लेकिन यह सारणी मात्र एक नमूने के रूप में है। इसमें व्यक्ति के कद-काठी, आयु और कामकाज के मुताबिक़ फेर-बदल करना जरूरी है। इसके लिए आहार विशेषज्ञ से राय लेना श्रेयस्कर है।

यहाँ यह जान लेना भी संगत है कि दैनिक सामान्य ऊर्जा की आवश्यकता औसत शारीरिक कामकाज करनेवाले भारतीय पुरुष के संबंध में 2400 कैलोरी तथा भारतीय महिला के लिए 1800 कैलोरी आँकी गई है। (स्रोतः भारतीय आयुर्विज्ञान शोध परिषद् का आहार विशेषज्ञ दल)

क्या खाएँ कि दिल रहे तंदुरुस्त

हमारे खान-पान का दिल की सेहत से बहुत घनिष्ठ संबंध है। कई अध्ययनों में इस तथ्य की पुष्टि हुई है कि अधिक चिकनाई वाला खानपान, घी, मक्खन, मांसाहार, जरूरत से ज्यादा कैलोरी लेना और कम प्राकृतिक रेशेवाला भोजन हमें कोरोनरी धमनी हृदय रोग की तरफ ले जाता है।

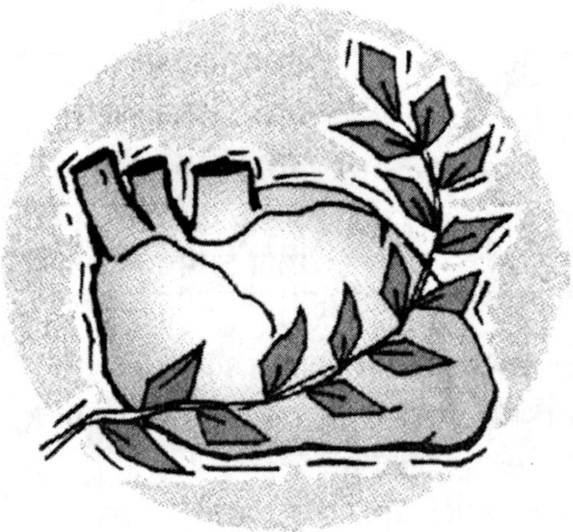

चरबीयुक्त मांस, अंडे, घी-मक्खन, तले हुए पकवान, फास्ट फूड इस नजर से सबसे बुरे हैं। उनमें कोलेस्ट्रोल बहुत बड़ी मात्रा में होता है।

अतिरिक्त कैलोरी लेना भी ठीक नहीं है। ज्यादा खाने और मदिरा पीते रहने से हमारे खून में ट्राइग्लिसराइड्स की मात्रा बढ़ जाती है जो रक्त-संचार प्रणाली के लिए नुकसानदेह है।

चाहे वह एल. डी. एल. किस्म का कोलेस्ट्रोल हो या ट्राइग्लिसराइड्स–रक्त में दोनों का ही बढ़ना ठीक नहीं है। इनके बढ़े रहने से रक्त धमनियों में चर्बी की परत जमती जाती है और धमनियों में सँकरापन आ जाता है।

दिल की अपनी धमनियाँ– कोरोनरी आर्टरिज–जब इस प्रक्रियावश

सँकरी हो जाती हैं, तभी दिल की बीमारी एंजाइना उपजती है। इन अवरुद्ध धमनियों में से किसी एक में खून का दौरा बिलकुल रुक जाने पर ही दिल का दौरा पड़ता है।

दिल की तंदुरुस्ती के लिए आहार में पर्याप्त मात्रा में रेशेदार चीजें लेना भी जरूरी है। साबुत अनाज, सामान्य डबलरोटी की बजाय ब्राउन (होल व्हीट) ब्रेड, हरी सब्जियाँ, सलाद और फल लेना फायदेमंद है।

खाना पकाने के लिए वनस्पति घी और खालिस घी इस्तेमाल करना भी ठीक नहीं है। इनमें सेच्युरेटेड फैट्स की मात्रा ज्यादा होती है। इसकी बजाय करडी (सफोला), सूरजमुखी (सनफ्लावर), तोरिया (रेपसीड) और मकई (कोर्न) के तेलों का इस्तेमाल करें, तो बेहतर है। इनमें पाई जानेवाली असंतृप्त वसा नुकसानदेह (एल.डी.एल.) कोलेस्ट्रोल की मात्रा को घटाती है।

खान-पान में ये सावधानियाँ बरतने से वजन संतुलित रखने, धूम्रपान से बचे रहने, नित्य नियम से व्यायाम करने से ब्लड शुगर और रक्तचाप पर नियंत्रण रखने से दिल की धड़कनें लंबी उम्र तक सलामत रह सकती हैं।

मछली दिल के लिए लाभकारी

खून में कोलेस्ट्रोल और ट्राइग्लिसराइड की मात्रा का नपे-तुले बने रहना सेहत के लिए फायदेमंद है। इस पर ध्यान देने से धमनियाँ चरबी की परतों के जमने से बची रह जाती हैं और उनमें खून का दौरा निर्बाध बना रहता है। इसी कारणं चिकित्सक कम कोलेस्ट्रोल वाले संतुलित खानपान पर जोर देते हैं और शाकाहार को मांसाहार से बेहतर समझते हैं।

पर यह बंदिश मछली पर लागू नहीं होती। सच यह है कि समुद्री मछलियों में मिलनेवाला ओमेगा-3 वसीय अम्लं दिल के लिए लाभकारी है। वे रक्त में ट्राइग्लिसराइड्स की मात्रा को घटाते हैं और कोलेस्ट्रोल की मात्रा को सीमित रखने में भी सहायक हैं। उनमें यह खूबी भी है कि वे खून को गाढ़ा होने से बचाते हैं, जिससे क्लॉट (रक्त-कणों का

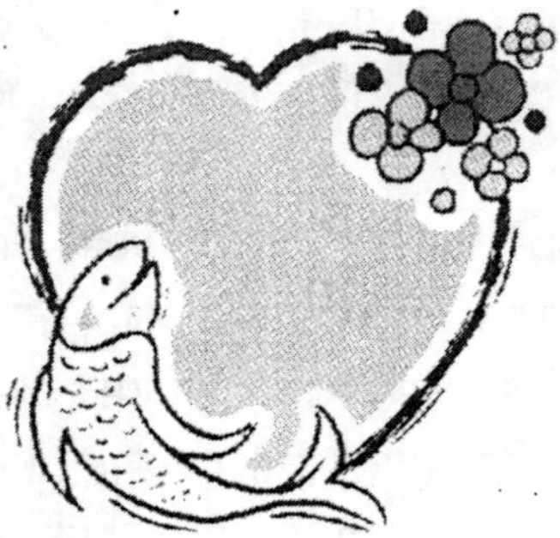

थक्का) बनने की आशंका कम होती है।

समुद्री मछलियों के जिगर से हमें बड़ी मात्रा में विटामिन-ए और विटामिन-डी भी मिलते हैं, यह एक जाना-माना तथ्य है।

होमोसिस्टीन और हृदय-रोग

हाल के परीक्षणों से संकेत मिले हैं कि कोलेस्ट्रोल की ही तरह एक अमीनो एसिड भी धमनियों में चर्बी जमने की क्रिया को तेज कर सकता है। यह अमीनो एसिड होमोसिस्टीन है। वैज्ञानिक शोधों द्वारा यह खोज भी की गई है कि हमारे रक्त में होमोसिस्टीन किस कारण बढ़ता है। पता चला है कि इसका हमारे खानपान से सीधा संबंध है। यदि हमारे आहार में विटामिन बी-6 और विटामिन बी-12 कम हो तो होमोसिस्टीन बढ़ जाता है; दरअसल ये दोनों ही विटामिन होमोसिस्टीन को मेथोयनिन में बदलने वाली जैव-रासायनिक क्रिया के लिए जरूरी हैं। उनकी कमी होने पर यह क्रिया बाधित हो जाती है और खून में होमोसिस्टीन बढ़ने लगता है।

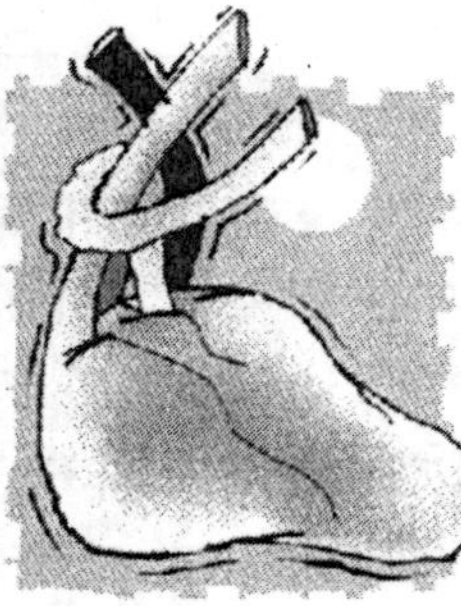

लेकिन इसका समाधान कोई बहुत मुश्किल नहीं है। आहार में विटामिन बी-6 और विटामिन बी-12 की मात्रा बढ़ा दीजिए, बस।

दिल का रखवाला लहसुन

यह विश्वास सदियों से जिंदा है कि लहसुन सेहत के लिए फायदेमंद है। शायद इसीलिए लोग इसकी तीखी गंध को नजरअंदाज कर इसे उगाते और खाते रहे हैं।

चिकित्सा वैज्ञानिकों ने शोध कार्य से अब यह साबित कर दिया है कि यह लोक-विश्वास बेबुनियाद नहीं है। उनके मुताबिक लहसुन में यह खूबी है कि उसे ग्रहण करने से धमनियाँ लंबी उम्र तक स्वस्थ और लचीली बनी रहती हैं, उनके अंदर चरबी की परतें नहीं जमतीं और उनमें रक्त-प्रवाह स्वस्थ बना रहता है। रक्त कोलेस्ट्रोल और रक्तचाप पर भी इसका अनुकूल प्रभाव पड़ता है। इसे नियम से लेने पर रक्त-संचार प्रणाली में रक्त-कणों का थक्का (क्लॉट) बनने की आशंका बहुत हद तक कम हो जाती है।

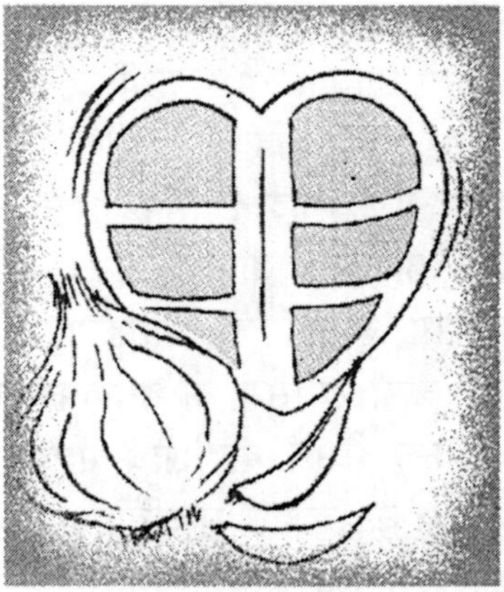

लहसुन की यही खूबी दिल के लिए बचावकारी सिद्ध हो सकती है। दिल का दौरा रक्त-धमनियों में खून का थक्का फँस जाने से पैदा होता है।

लहसुन के स्वास्थ्यकारी होने की पुष्टि अमेरिकी शोध-चिकित्सक अलबेनी की स्टेट यूनिवर्सिटी ऑफ न्यूयार्क के डॉ. इरिक ब्लॉक ने भी की है। डॉ. ब्लॉक ने लहसुन में सेलेनियम और दूसरे सूक्ष्म तत्त्व उपस्थित होने की पुष्टि की है जिनसे रक्त धमनियों में चरबी जमने की क्रिया पर अंकुश लगता है और खून का दौरा कमजोर नहीं पड़ता।

अदरक के गुण

अदरक का खान-पान में प्रयोग बहुत पुराना है। देश के कुछ हिस्सों में तो

उसके बिना कई व्यंजन-पकवान अधूरे माने जाते हैं। वह व्यंजनों को स्वादिष्ट बनाता है और इसमें अनेक औषधीय गुण भी बताए गए हैं। अदरक अर्क खाँसी-जुकाम में दिया जाता है और इसे पकवानों में इसलिए डाला जाता है कि इससे 'बाई' (वायु) नहीं बनती और खाना पचाने में आसानी होती है। अधिक घी-तेलवाले व्यंजनों में यह इसीलिए डाला जाता है।

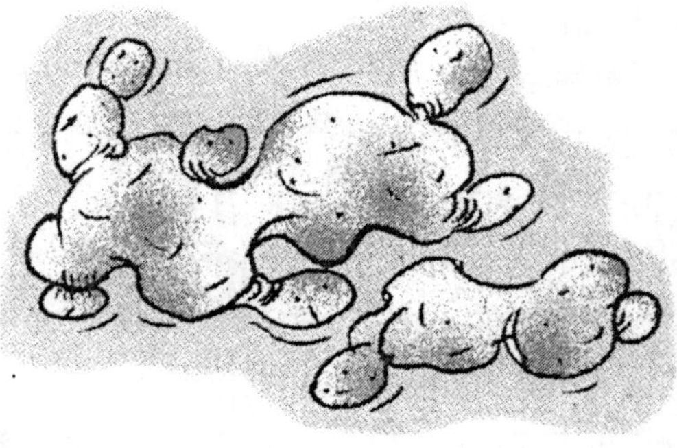

अब इसी तथ्य की परख कि अदरक हमारे स्वास्थ्य के लिए किस प्रकार उपयोगी है, आधुनिक चिकित्साशास्त्रियों ने की है। उदयपुर के आर.एन.टी. मेडिकल कॉलेज में हुए शोध से ज्ञात हुआ है कि रोजाना, थोड़ा-थोड़ा अदरक लेकर हम अपनी रक्त-संचार प्रणाली को घी-तेल और अधिक वसावाले भोजन के दुष्प्रभाव से बचा सकते हैं। मेडिसिन विभाग के डॉ. ए. बोर्डिया, डॉ. एस.के. वर्मा, डॉ. जे. सिंह और डॉ. आर. खमेसरा के इस अनुसंधान का ब्योरा इंडियन काउंसिल आफ मेडिकल रिसर्च की शोध-पत्रिका में प्रकाशित हुआ है।

शोध-पत्र के मुताबिक यदि हम अधिक गरिष्ठ भोजन करने के आदी हैं, तो इससे खून में प्लेटलेट रक्त-कणों की चिपचिपाहट बढ़ जाती है। यह बढ़ी हुई चिपचिपाहट अच्छी नहीं होती, इससे खतरा पैदा हो जाता है कि प्लेटलेट कणों का गुच्छा बनकर खून का थक्का (क्लॉट) बन जाए। यही थक्का अचानक ही किसी रक्त-धमनी में फँसकर अकस्मात् दिल का दौरा और पक्षाघात (सेरिब्रल स्ट्रोक) जैसी संकटमय स्थितियाँ पैदा कर देता है।

शोध के मुताबिक यदि हम भोजन के साथ रोजाना मात्र दस ग्राम अदरक भी लेते रहें तो प्लेटलेट कणों की चिपचिपाहट नहीं बढ़ती और हमारी धमनियों में खून का दौरा पूर्ववत बना रहता है। अदरक का यह स्वास्थ्यकारी प्रभाव बहुत कुछ एस्प्रिन से मिलता-जुलता

है। इसी गुण के लिए एस्प्रिन को अंतरराष्ट्रीय प्रेस ने 'वंडर ड्रग' की संज्ञा दी है और डॉक्टर हृदय-रोगियों को रोजाना आधी गोली एस्प्रिन लेने की सलाह देते हैं। अब यही काम अदरक कर दे, तो इससे बेहतर क्या होगा भला! गृहिणियाँ इस बात को नोट करें और जो अदरक से परहेज करते हों वे इसके प्रति अपना नजरिया बदल लें, भलाई इसी में है।

डायबिटीज में क्या खाएँ, क्या न खाएँ

डायबिटीज के इलाज में पथ्य की उपयोगिता अतुलनीय है। जिन मधुमेहियों का रक्त शुगर बहुत बढ़ा नहीं होता, उनमें पथ्य से ही शुगर पर नियंत्रण पाया जा सकता है। इस रोग में क्या खाया जाए, क्या छोड़ा जाए, यहाँ इसकी सूची प्रस्तुत है :

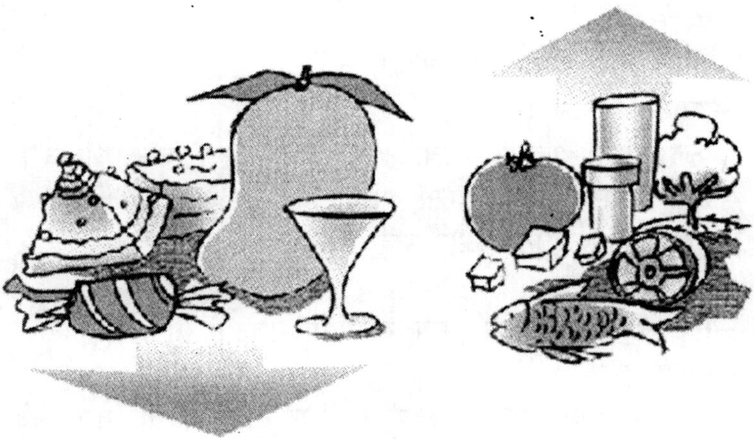

1. खाद्य और पेय पदार्थ जिनसे पूरा परहेज जरूरी है :

—शक्कर, गुड़, बूरा, चीनी, ग्लूकोस, जैम, मार्मलेड (फलों का मुरब्बा), शहद, शरबत, डिब्बाबंद फल, मिठाई-गोलियाँ, टॉफियाँ, चॉकलेट, मीठे अचार और चीनीयुक्त डिब्बाबंद खाद्य पदार्थ।

—केक, पेस्ट्री, मीठे बिस्कुट, चॉकलेट बिस्कुट, पुडिंग, कुल्फी, आइस्क्रीम।

—केला, चीकू, अंगूर, अनार, आम, शरीफा, लीची।

—मदिरा-बीयर और वाइन।

—हॉर्लिक्स, बोर्नविटा, ड्रिंकिंग चॉकलेट।

2. खाद्य और पेय पदार्थ जिन्हें सीमित मात्रा में लिया जा सकता है :

—ब्रेड, नमकीन बिस्कुट

—आलू, अरबी, शकरकंदी और मटर

—दलिया, कॉर्नफ्लेक्स

—मेवे

—खरबूजा, तरबूज, पपीता, मौसमी, संतरा, सेब, अमरूद, नाशपाती, रस-भरी और खुबानी।

—सूजी, मैदा और चावल

—कस्टर्ड, मार्कोनी सेवईं

—दूध

3. खाद्य और पेय पदार्थ जिन्हें इच्छानुसार लिया जा सकता है :

—पनीर

—फीकी चाय और फीकी कॉफी

—टमाटर और नीबू का रस

—फूल गोभी, शलजम, पत्ता गोभी, प्याज, फ्रांसबीन, शतावरी, साग, टमाटर, मूली, सरसों, सलाद, पालक

—मसाले, नमक, मिर्च और हल्दी

—मछली

—सैकरीन और ऐसे ही अन्य स्वीटनिंग एजेंट।

—सप्रेटा दूध

(स्थूलकाय डायबिटिक व्यक्तियों के लिए मक्खन, घी, तेल, मेवे और तली हुई चीजें लेना मना है।)

कसैली चीजें और डायबिटीज

डायबिटिक व्यक्ति के आहार को लेकर न सिर्फ भारत में बल्कि दुनिया के लगभग हर देश और हर समाज में अनगिनत अंधविश्वास व्याप्त हैं। यह मिथक पूरी दुनिया में फैला है कि कसैले स्वादवाली शाक-सब्जियाँ

डायबिटीज से राहत दिलाती हैं। करेला, करेले का रस, नीबू का रस और यूरोप के कुछ हिस्सों में खट्टी की हुई गोभी डायबिटिक व्यक्ति के लिए अच्छी मानी जाती है। आम आदमी का यह सोचना स्वाभाविक है कि डायबिटीज का मीठा जहर इन कड़वी यां खट्टी चीजों से निष्क्रिय हो जाता है, लेकिन हमारी यह बदकिस्मती है कि ऐसा संभव नहीं है। मामला इतना ही आसान होता तो हर कोई नीम-चढ़े करेले को पूजता, उसे धिक्कारता नहीं।

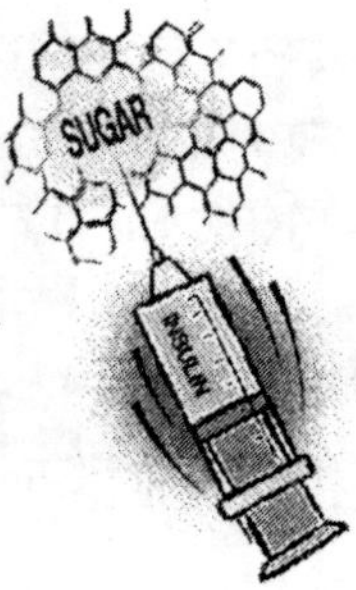

सैकरीन और दूसरे स्वीटनर्स

डायबिटीज में चीनी और गुड़ लेने पर मनाही होती है। इसलिए चाय, कॉफी, दूध आदि का स्वाद मीठा करने के लिए इस किस्म के 'स्वीटनर्स' तैयार किए गए हैं, जिनकी एक-दो बूँद डालकर ही स्वाद मनमाफिक हो जाता है और ब्लड-शुगर पर भी कोई प्रतिकूल असर नहीं पड़ता।

इन 'आर्टिफिशियल स्वीटनर्स' में सैकरीन सबसे पुरानी है। इसके बारे में लोकमानस में तरह-तरह की भ्रांतियाँ व्याप्त हैं। जैसे—उसे लेते रहने से स्वास्थ्य पर बुरा असर पड़ता है, कैंसर हो जाता है, इत्यादि।

पर सच बात यह है कि जितनीं मात्रा में हम उसे लेते हैं, उसका हमारे शरीर पर कोई दुष्प्रभाव नहीं होता। वह चीनी से पाँच सौ गुना ज्यादा मीठी होती है, लेकिन उसमें कैलोरी जरा भी नहीं होती, न ही वह कैंसरकारी है। हाँ, उसके साथ एक समस्या जरूर है कि उसे लेने के कुछ समय बाद मुँह का स्वाद कसैला हो सकता है।

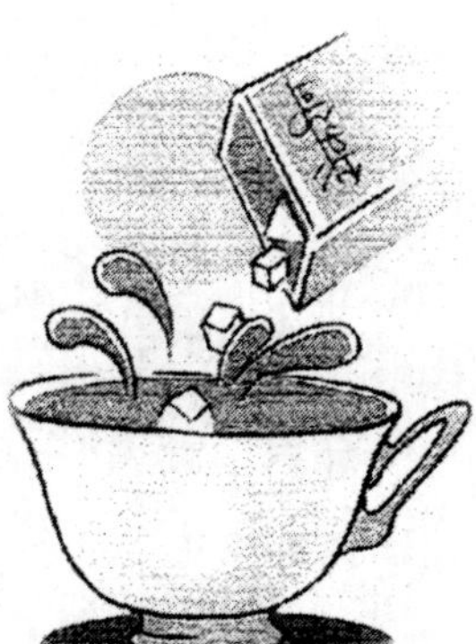

लेकिन अब इस मुश्किल का भी समाधान मौजूद है। सैकरीन के स्थान पर अब आप नया स्वीटनिंग एजेंट 'एस्परटेम'

इस्तेमाल कर सकते हैं। यह बाजार में 'शुगर-फ्री' और 'इक्युयल' के नाम से मिलता है। इसकी संरचना दो कुदरती अमीनो एसिड्स—एस्पार्टिक एसिड और फिनाइलएलानीन के मेल से हुई है। चीनी से यह लगभग दो सौ गुना ज्यादा मीठा होता है, पूरी तरह हानिरहित है और इसका स्वाद बाद में भी मीठा बना रहता है। यानी चीनी का पूरा मजा और डाइबिटीज (या सेहत) पर भी कोई बुरा असर नहीं !

डायबिटिक व्यक्तियों के लिए आहार सारणी

माप 1 कटोरी = 150 मिली. 1 कप = 120 मिली. चम्मच = 5 मिली.

1200 कैलोरी वाला आहार

	तैयार भोजन	
	शाकाहारी	मांसाहारी
सुबह उठने पर		
चाय/कॉफी	1 कप	1 कप
नाश्ते में		
टोस्ट	एक	दो
दूध	1 कप	–
चाय/कॉफी	1	–
संतरा/मौसम का फल	एक	एक
दोपहर के भोजन में		
चावल	1 कटोरी	1 कटोरी
या		
रोटी	डेढ़	डेढ़
दाल	½ कटोरी	1 कटोरी
सब्जी	1 कटोरी	1 कटोरी
टमाटर	एक	एक
खीरा	एक	एक
शाम की चाय में		
चाय/कॉफी	1 कप	1 कप
उपमा	½ कटोरी	½ कटोरी
रात्रि भोजन में		
रोटी	तीन	तीन
दाल	¾ कटोरी	–

सब्जी	1 कटोरी	1 कटोरी
अंडे की करी	—	1 कटोरी
छाछ	1 कटोरी	—
टमाटर	एक	एक
मूली	एक	एक
पूरे दिन में		
खाना पकाने का तेल	3 चम्मच	4 चम्मच

1500 कैलोरी वाला आहार

	तैयार भोजन	
	शाकाहारी	मांसाहारी
सुबह उठने पर		
चाय/कॉफी	1 कप	1 कप
नाश्ते में		
टोस्ट	दो	दो
अंडा	—	एक
दूध	1 कप	—
चाय/कॉफी	1	1 कप
संतरा/मौसम का फल	एक	एक
दोपहर के भोजन में		
चावल	2 कटोरी	2 कटोरी
या		
रोटी	तीन	तीन
दाल	½ कटोरी	½ कटोरी
सब्जी	1 कटोरी	1 कटोरी
टमाटर/खीरा	एक	एक
अचार	एक टुकड़ा	एक टुकड़ा
शाम की चाय में		
चाय/कॉफी	1 कप	1 कप
उपमा	¾ कटोरी	¾ कटोरी
रात्रि भोजन में		
रोटी	3	3
दाल	1 कटोरी	—
सब्जी	1 कटोरी	1 कटोरी

मछली/चिकन करी	—	2 पीस
सिका हुआ पापड़	एक	एक
टमाटर/खीरा	एक	एक
सोने से पहले		
दूध	1 कप	½ कप
पूरे दिन में		
खाना पकाने का तेल	4 चम्मच	5 चम्मच

2000 कैलोरी वाला आहार

	तैयार भोजन शाकाहारी	मांसाहारी
सुबह उठने पर		
चाय/कॉफी	1 कप	1 कप
नाश्ते में		
टोस्ट	तीन	चार
दूध	1 कप	—
अंडा (उबला हुआ)	—	एक
संतरा/मौसम का फल	एक	एक
दोपहर के भोजन में		
चावल	2 कटोरी	2 कटोरी
रोटी	एक	एक
दाल	½ कटोरी	½ कटोरी
सब्जी	1 कटोरी	1 कटोरी
छाछ	1 कटोरी	½ कटोरी
टमाटर	एक	एक
खीरा	एक	एक
शाम की चाय में		
चाय/कॉफी	1 कप	1 कप
टमाटर का सेंडविच	दो	दो
रात के खाने में		
रोटी	तीन	तीन
चावल	½ कटोरी	½ कटोरी
दाल	1 कटोरी	—
सब्जी	1 कटोरी	1 कटोरी

चिकन (रोस्टिड)	–	1 पीस
दही	1 कटोरी	–
सलाद	30 ग्राम	30 ग्राम
प्याज	एक	एक
पूरे दिन में		
खाना पकाने का तेल	5 चम्मच	6 चम्मच

कम प्रोटीन, कार्बोहाइड्रेट और कम सोडियम वाला आहार

यह आहार उनके लिए उपयोगी है जिन्हें डायबिटीज है, साथ ही गुर्दों ने काम करना बंद कर दिया है और ब्लडप्रेशर भी बढ़ा हुआ है। ऐसे में निम्नलिखित चीजों से परहेज करना जरूरी है :

1. चीनी, मिठाइयाँ, पुडिंग (खीर, आदि), चॉकलेट, अचार और मुरब्बा, आदि।
2. कंद मूल जैसे–आलू, शकरकंद, चुकंदर, रतालू, कोलोकेसिया (घुइयाँ) आदि।
3. मेवा और सूखे फल।
4. केला, चीकू, शरीफा।
5. समुद्री मछली, नमक लगा मीट, नमक लगी सूखी मछली, कलेजी।
6. ऐसी तमाम खाद्य वस्तुएँ जिन्हें पकाते समय उनमें नमक या मीठा सोडा डाला गया हो।
7. नमकीन मक्खन और पनीर।
8. अचार और चटनियाँ।
9. नशीले पेय।

नमूना आहार

खाद्य वस्तुएँ	*मात्रा ग्राम*
साबूदाना, अरारोट	150 ग्राम
चावल या आटा	100 ग्राम
दालें	15 ग्राम
सब्जियाँ	400 ग्राम

खाद्य वस्तुएँ	*मात्रा ग्राम*
दूध	50 मिली.
संतरा या मौसमी	200 ग्राम
तेल	35 ग्राम

इस आहार में उपलब्ध हैं :

1500 कैलोरी; 260 ग्राम कार्बोहाइड्रेट; 27 ग्राम प्रोटीन; 40 ग्राम वसा तथा 0.3 ग्राम सोडियम।

कम प्यूरिन और कम वसावाला आहार

यह आहार गठिया या गठिया बाय के रोगियों के लिए उपयोगी होता है। इससे शरीर में यूरिक एसिड की मात्रा घटाई जा सकती है। यह एक प्रतिबंधित किस्म का आहार है, जिसमें मूलतः कम प्यूरिन और कम वसा रहती है। इसलिए यदि आहार में शामिल की जानेवाली वस्तुओं की सूची तैयार करते समय ध्यान नहीं रखा गया, तो विटामिन-बी और आयरन जैसे पोषक तत्त्वों की कमी रह सकती है।

ऐसे आहार में निम्नलिखित खाद्य-वस्तुएँ शामिल नहीं की जानी चाहिए :

1. खुंभी, फूल गोभी और पालक।
2. सूखे सेम, मटर, मूँग।
3. राजमा, काबुली चने, साबुत दालें।
4. स्वीट ब्रेड (बछड़े के खुर), एंचोवी मछलियाँ, सार्दीन मछलियाँ, कलेजा, गुरदे, दिमाग, पेन्क्रियास (अग्नाशय), सुअर का मांस, गोमांस, बकरी का मांस, मीट।

नमूना आहार

खाद्य वस्तुएँ	*मात्रा ग्राम*
चावल का आटा	200 ग्राम
डबलरोटी	50 ग्राम

दूध (गाय का)	400 मिली.
सब्जियाँ	500 ग्राम
फल	200 ग्राम
साबूदाना	100 ग्राम
अंडा	एक
तेल	10 मिली.
चीनी	30 ग्राम
चाय या कॉफी	7 मिली.
इस आहार में उपलब्ध होते हैं :	
कैलोरी	2100
प्रोटीन	55 ग्राम
वसा	36 ग्राम

कुछ ऐसी सामान्य खाद्य-वस्तुएँ, जिनमें प्यूरिन की मात्रा कम रहती है, निम्नलिखित तालिका में दी गई हैं। कम प्यूरिनवाले आहारों में इन्हें शामिल किया जा सकता है :

प्यूरिन की बहुत कम मात्रा वाली खाद्य-वस्तुएँ

सब्जियाँ	*अनाज*	*विविध*
चुकंदर	मक्का	मक्खन, तेल
बैंगन	चावल	पनीर
पत्ता गोभी	गेहूँ	क्रीम
तुमड़ी		अंडा
गाजर		सभी प्रकार के फल
खीरा		सरस
भिंडी		दूध
सलाद		गिरीदार फल
आलू		चीनी और मिठाइयाँ
कद्‌दू		टैपियोकर (कसावर)
टमाटर		खमीर
शलगम		

गुरदे की पथरी : इलाज सिर्फ पानी भी

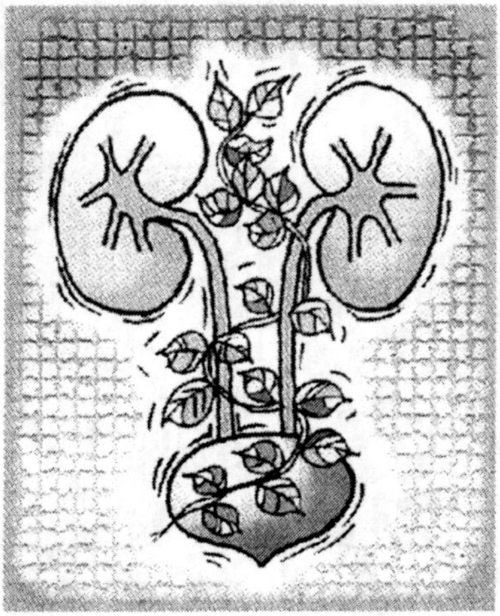

गुरदे या मूत्रवाहक नली (यूरेटर) की पथरी एक खासा तकलीफदेह रोग है। इससे समय-असमय दोहरा कर देनेवाला जोरों का दर्द तो उठता ही है, साथ ही गुरदे की निकासी रुक जाने से गुरदों में इन्फेक्शन होने का डर भी बना रहता है, समय के साथ गुरदे के स्वस्थ ऊतक नष्ट होते जाते हैं और गुरदा बिलकुल बेकार भी हो सकता है।

इसीलिए पथरी के इलाज में ढील बरतना कतई ठीक नहीं।

लेकिन पथरी यदि छोटी हो (आठ मिलीमीटर से कम) और रुकावट पैदा न कर रही हो या कुछ बड़ी भी हो, पर गुरदे के किसी कोने में पड़ी हो, तब यह जरूरी नहीं कि उसे ऑपरेशन से ही बाहर निकाला जाए। ऐसे में रोगी को डॉक्टर से समय-समय पर सलाह लेते रहना चाहिए और पथरी के खुद-ब-खुद बाहर आने का इंतजार करना चाहिए। इस स्थिति में नित्य ज्यादा मात्रा में पानी का सेवन करते रहना दवा का काम करता है। हर रोज कम-से-कम तीन से चार लीटर, यानी बारह से सोलह गिलास पानी लेते रहने से पथरी को बाहर की तरफ सरकने में मदद मिलती है।

यह जल-चिकित्सा छोटे आकार की पथरी के बहुत से मामलों में फलदायक साबित होती है। इसके लिए प्रायः एक साल तक इंतजार किया जा सकता है। इस बीच पथरी बढ़ानेवाली खानपान की चीजों पर भी पाबंदी लगा देनी चाहिए। यह सलाह आपका डॉक्टर आपकी मूत्र-जाँच की रिपोर्ट को देखकर दे सकता है।

एक बात और, जिस समय पथरी नीचे की ओर सरकती है उस समय दर्द उठना स्वाभाविक है। ऐसे में दर्द और ऐंठन मिटानेवाली दवा का इंजेक्शन लेना प्रायः जरूरी हो जाता है।

पर इन तमाम कोशिशों के बावजूद यदि पथरी अपनी जगह बनी रहे या आकार में बड़ी होती मालूम हो और डॉक्टर ऑपरेशन या लिथोट्रिप्सी की सलाह दे तो उसे टालते रहना ठीक नहीं।

पथरी निकल जाने के बाद भी प्रचुर मात्रा में पानी लेते रहें और खानपान में डॉक्टरी सलाह के मुताबिक परहेज बरतें। इससे दोबारा पथरी होने की आशंका नहीं रहती। अतः आजीवन यह सावधानियाँ बरतते रहना आवश्यक होता है।

ऑक्सेलिक एसिड से भरपूर खाद्य पदार्थ

काले चने	रेबंद चीनी के प्रकंद (स्टॉक)
खेसारी दाल	बादाम
चौलाई का साग	काजू
करी पत्ते	कुलीय (गार्डन क्रैस) के बीज
सहिजन के पत्ते	जिंजीली
पिटवा या अमबेड़ी	आँवला
सरसों का साग	फालसा
नीम के पत्ते	कैथ
पुरुप्पु केरई (कुल्फा)	भाँगड़ी
पालक	चोकरी का आटा
इमली के पत्ते	चोकरी का पटला
सूखा कमल ककड़ी	लाल मिर्चे
केले के फूल	कोका
हरा कच्चा केला	चाय

खाने-पीने की चीजें भी दे सकती हैं सिरदर्द

वैज्ञानिक परीक्षणों से पता चला है कि खानपान की कुछ खास चीजें भी लोगों में सिरदर्द पैदा कर सकती हैं।

अध्ययनकर्ताओं के मुताबिक इन चीजों में वे रसायन प्रमुख हैं जो

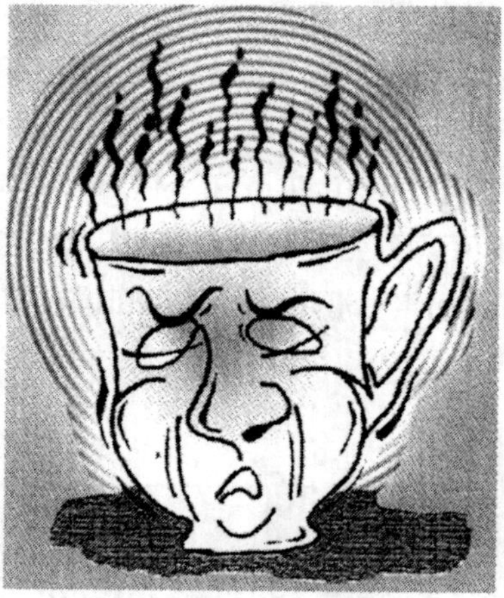

खान-पान की चीजों का स्वाद, रंग या उम्र बढ़ाने के काम आते हैं और डिब्बाबंद चीजों में आमतौर से मिलाए जाते हैं। इनकी गिनती फूड-प्रीजर्वेटिव (खाद्य-वस्तुओं को खराब न होने देनेवाले पदार्थों), एडिटिव्स या ऊपर से मिलाए जानेवाले अतिरिक्त पदार्थों या खाद्य रंगों में होती है।

चाइनीज फूड, पके हुए केले, सिरके और रेड मीट तथा वाइन में पाया जानेवाला मोनोसोडियम ग्लूटामेट, बेकरी में और वाइन तैयार करने में काम आनेवाले खमीर, डिब्बाबंद उत्पादों में इस्तेमाल होनेवाली टार्टराजीन, बतौर प्रीजर्वेटिव उपयोग होनेवाले नाइट्रेट्स और नाइट्राइट्स इनमें खासतौर से उल्लेखनीय हैं।

जिन व्यक्तियों को यह माफिक नहीं आते, वे इन्हें लेते ही अचानक सिरदर्द महसूस करने लगते हैं।

अध्ययनकर्ताओं का मत है कि यदि आप बार-बार अचानक उठनेवाले सिरदर्द से परेशान हों, तो इन चीजों से परहेज करके देखें। यदि दर्द उठने की दर पहले से घट जाए और दर्द पहले जैसा तेज न रहे तो बहुत संभव है कि आपकी तकलीफ इन रसायनों से ही जुड़ी हो। इस सूरत में इन्हें लेना बंद कर दें। सिरदर्द से बचने का इससे आसान रास्ता भला क्या हो सकता है!

विटामिन-ए और मस्तिष्क

क्या शरीर में विटामिन-ए की मात्रा और मस्तिष्क की कोशिकाओं के स्वास्थ्य के बीच भी कोई संबंध हो सकता है? यह नई जानकारी बेल्जियम के कुछ अनुसंधानकर्ताओं ने अभी हाल में प्रस्तुत की है।

अध्ययन के अनुसार मस्तिष्क के किसी हिस्से में रक्त-प्रवाह बंद हो जाने पर यदि रोगी को लकवा (सेरिब्रल स्ट्रोक) हो जाए तो उसका स्वस्थ हो पाना कई बातों पर निर्भर करता है। इसमें यह भी महत्त्वपूर्ण है कि उस व्यक्ति के शरीर में विटामिन-ए की मात्रा कितनी है। अगर वह भरी-पूरी हो, तो पहले तो स्ट्रोक के समय ही क्षति कम होती है और दूसरे कोशिकीय स्तर पर इस क्षति की भरपाई अपेक्षाकृत कम समय में हो जाती है और रोगी अधिक तेजी से स्वास्थ्य-लाभ कर लेता है।

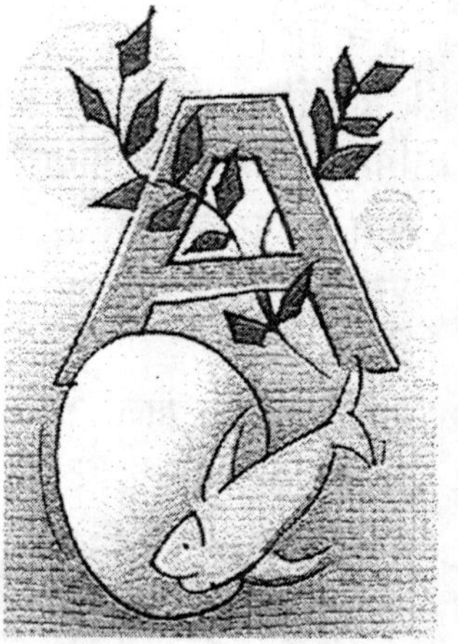

ऐसा क्यों और कैसे होता है, यह तथ्य वैज्ञानिकों के सम्मुख पूरी तरह स्पष्ट नहीं है। लेकिन उनकी सोच है कि यह सुप्रभाव विटामिन-ए के एंटी-ऑक्सीडेंट गुण से जुड़ा हो सकता है। इसी से ताजगी पाकर मस्तिष्कीय कोशिकाएँ स्ट्रोक के समय आई ऑक्सीजन की तीव्र कमी से अपने को बचा पाती हैं।

विटामिन-ए हमें कई प्राकृतिक खाद्य-पदार्थों से मिल सकती है। सब्जियों में मेथी, पालक, पत्ता गोभी, गाजर और सीताफल तथा फलों में आम और पपीता विटामिन-ए के अच्छे स्रोत हैं। मक्खन, पनीर और सम्पूर्ण मलाईयुक्त दूध एवं मांसाहार लेनेवालों को मछली, जिगर और अंडे की जरदी से भी विटामिन-ए खूब मात्रा में मिलता है।

जरा सी आयोडीन बहुत काम की

आयोडीन एक कुदरती तत्त्व है। यह हमारे जीवन के लिए बेहद जरूरी है। इससे ही हमारी गल-ग्रंथि (थाइरॉयड ग्लैंड) थायरॉक्सिन और ट्राई-आडियो-थायरोनिन नाम के हार्मोन बनाती है, जिनके जरिए शरीर के बहुत से क्रियाकलाप पूरे होते हैं। इसके लिए हमें रोजाना सिर्फ 150 माइक्रोग्राम, या कहें, मात्र सुई की नोक-बराबर आयोडीन चाहिए।

यह आयोडीन हमें अपने खान-पान से मिलती है। आयोडीनयुक्त जमीन पर उगनेवाले अनाज, कुछ साग-सब्जियों और पानी में ही इतनी आयोडीन मिली रहती है कि हमारी जरूरत पूरी होती रहती है। समुद्र के पानी में उगनेवाली वऩस्पतियों में भी प्रचुर मात्रा में आयोडीन पाई जाती है।

लेकिन हर जगह की धरती आयोडीनयुक्त नहीं है। कई जगह मिट्टी और पानी आयोडीन से रहित होते हैं। ऐसे इलाकों में उगनेवाली फसल और जमीन से निकलनेवाला पानी भी आयोडीनरहित होता है। इसलिए इन इलाकों में रहनेवाले लोगों में आयोडीन की कमी हो जाती है।

वैज्ञानिक खोजों से यह स्पष्ट हो चुका है कि आयोडीन से गल-ग्रंथि में बननेवाले हार्मोन शरीर और मस्तिष्क की सही वृद्धि, विकास और संचालन के लिए बेहद जरूरी हैं। शरीर की कई महत्त्वपूर्ण क्रियाएँ इन हार्मोनों के सही मात्रा में बनते रहने से ही पूरी हो पाती हैं। लेकिन जब शरीर में आयोडीन की कमी बनी रहती है तब गल-ग्रंथि के पूरा सक्रिय रहने के बावजूद हार्मोन्स नहीं बन पाते। इससे शरीर में थाइरॉयड हार्मोन्स की कमी हो जाती है, जो अलग-अलग उम्र और अवस्था में तरह-तरह से प्रकट होती है।

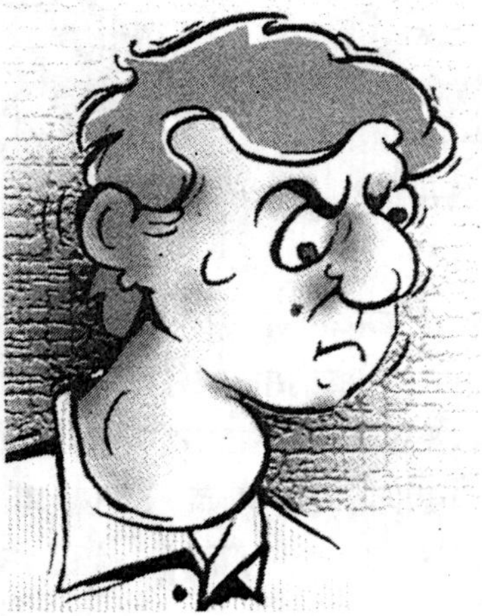

इसका सबसे चिर-परिचित रूप घेंघा यानी गल-ग्रंथि का बढ़ जाना है। यह रोग विकार आयोडीन की कमीवाले क्षेत्रों में बड़ी तादाद में पाया जाता है। यह किसी भी उम्र में हो सकता है। शुरू की अवस्था में यह ग्रंथि इतनी बड़ी नहीं होती कि आम आदमी इसे पहचान सके। इस अवस्था में अनुभवी डॉक्टर ही इसकी पहचान कर सकता है। पर जैसे-जैसे गल-ग्रंथि फूलकर बड़ी होती जाती है, इसका आकार इतना

बड़ा हो जाता है कि वह दूर से ही दिखाई देने लगती है। इसके साथ-साथ थाइरॉयड हार्मोन्स की कमी के कारण व्यक्ति का मन-मस्तिष्क और शरीर भी ठीक से काम नहीं कर पाते। सोच-विचार की क्षमता शिथिल पड़ जाती है और हर समय सुस्ती और थकान बनी रहती है।

लेकिन आयोडीन की कमी का सबसे गंभीर दुष्प्रभाव गर्भावस्था और बाल्यकाल में पड़ता है। स्त्री के शरीर में आयोडीन की कमी होने पर उसे बार-बार गर्भपात हो सकता है। जन्म लेने से पहले ही बच्चे की मृत्यु हो सकती है या जीवन के पहले हफ्ते में ही वह प्राण छोड़ सकता है या फिर बच्चे का विकास ठीक ढंग से नहीं हो पाता और उसमें तरह-तरह की विकृतियाँ आ जाती हैं। यह सब बच्चे में थायरॉक्सिन हार्मोन के सही मात्रा में न बन पाने के कारण होता है।

कुछ बच्चों में इसके लक्षण प्रारंभिक जीवन से ही दिखने लगते हैं। बच्चे की त्वचा शुष्क, मोटी और खुरदरी हो जाती है, पेट फूला हुआ रहता है और वह हमेशा सुस्त-सा दिखाई पड़ता है। उसे साँस की तकलीफ हो सकती है। कब्ज रहती है। शारीरिक तापमान सामान्य से कम हो सकता है। आठ-दस हफ्ते का होने तक उसके चेहरे पर क्रेटिनिज्म के लक्षण उभर आते हैं—चेहरा फूला-फूला सा दीखता है, पलकें भारी, नाक मोटी और मुँह हमेशा खुला रहता है। जुबान मोटी होती है और बाहर निकली रहती है। ये बच्चे मंदबुद्धि होते हैं और शारीरिक विकास ठीक से न हो पाने के कारण उनका कद भी ठिगना रह जाता है।

कुछ बच्चों में आयोडीन की कमी के कारण भेंगापन भी आ जाता है। कुछ में बहरापन और गंजापन। कुछ मांसपेशियों में संतुलन पैदा न हो पाने से ठीक से खड़े नहीं हो सकते और चलने-फिरने में कठिनाई महसूस करते हैं।

हिमालय की तराई में बस्तियों में किए गए विशेष सर्वेक्षणों और अध्ययनों में यह देखा गया है कि वहाँ लगभग पंद्रह फीसदी नवजात शिशु आयोडीन की कमी से उपजनेवाले हाइपोथाइरॉयडिज्म से पीड़ित होते हैं।

लेकिन आयोडीन की कमी सिर्फ़ तराई के इलाके तक सीमित नहीं है। अध्ययनों से पता चला है कि देश का बहुत बड़ा हिस्सा इस कमी से प्रभावित है। उत्तर में जम्मू और कश्मीर, हिमाचल प्रदेश, पंजाब, चंडीगढ़, दिल्ली, हरियाणा, उत्तर-पूर्व का पूरा क्षेत्र, मध्य भारत में मध्य प्रदेश का कुछ हिस्सा, पश्चिम में महाराष्ट्र और पूर्व-दक्षिण में उड़ीसा, आंध्र प्रदेश, केरल और तमिलनाडु के कुछ इलाके आयोडीन की कमीवाले क्षेत्र हैं। हर पाँचवाँ भारतीय आयोडीन की कमीवाले इलाके का निवासी है।

इस व्यापक समस्या को देखते हुए ही देश में आयोडीनयुक्त नमक के उत्पादन और बिक्री का राष्ट्रव्यापी कार्यक्रम शुरू किया गया है। कुछ ऐसा ही कार्यक्रम सन् 1920 के आसपास संयुक्त राज्य अमेरिका और यूरोप के कुछ देशों में प्रारंभ किया गया था। उनका अनुभव हमारे लिए एक मिसाल है कि कैसे प्रतिदिन के आठ-दस ग्राम नमक में मिली जरा सी आयोडीन हमें इसकी कमी से होनेवाले गंभीर विकारों से बचाए रख सकती है।

लौहतत्त्व और हमारा स्वास्थ्य

हमारे शरीर में लौहतत्त्व की कुल मात्रा मात्र तीन से चार ग्राम होती है। पर वह है बहुत काम का। इसी से वे तरह-तरह के जैविक एंजाइम बनते हैं, जो पूरे शरीर में ऑक्सीजन का संचार बनाए रखने में काम आते हैं।

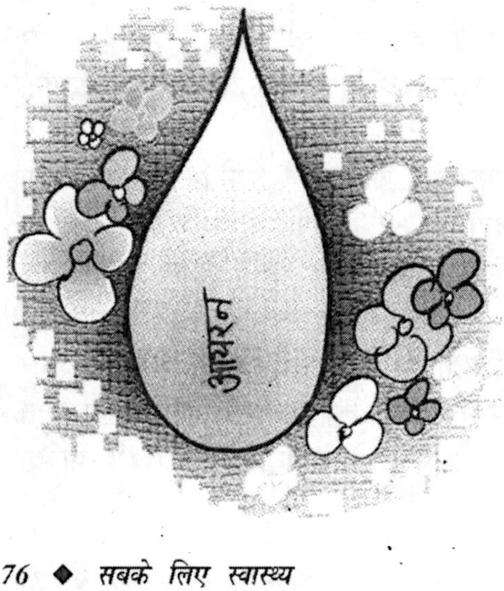

इनमें सबसे प्रमुख है—हीमोग्लोबिन। लौहतत्त्व और प्रोटीन से बना यह एंजाइम ही हमारे रक्त में दौरा कर रही लाल रक्त-

कणिकाओं की जान है। शरीर का सत्तर फीसदी लौहतत्त्व इसी काम आता है। इसी से खून अपनी वह ताकत पाता है जिसके चलते वह जीवन देनेवाले ऑक्सीजन को अपने से बाँधकर शरीर के रोम-रोम में पहुँचाए, ताकि हर कोशिका के भीतर दहक रही ऊर्जा-भट्ठी प्रज्ज्वलित रहे और जीवन कायम रहे।

लौहतत्त्व से ही मायोग्लोबिन भी बनता है, जो मांसपेशियों का हिस्सा होता है। इसका काम मांसपेशियों को ऑक्सीजन उपलब्ध कराना होता है। शरीर का चार फीसदी लौहतत्त्व शरीर की तमाम कोशिकाओं के भीतर बसे उन किण्वजों के बनाने में, जो कोशिका के भीतर रहकर उसकी श्वास-क्रियाएँ चलाते हैं, काम आता है।

शेष पच्चीस फीसदी लौहतत्त्व शरीर में भंडार के रूप में संचित रहता है। इसी से कठिन दिनों में काम चलता है। पर जब यह भंडार खत्म हो जाता है और इसके बाद भी लौहतत्त्व की कमी बनी रहती है, तो इसका हमारे स्वास्थ्य पर गहरा असर पड़ता है।

हीमोग्लोबिन की मात्रा खून में घटती जाती है, खून पतला होता जाता है और उसकी ऑक्सीजन-वाहन-क्षमता कम होती जाती है। इसी को 'आयरन-डेफिशिएंसी अनीमिया' कहते हैं। यह एक विश्वव्यापी गंभीर स्वास्थ्य-समस्या है। सर्वेक्षणों के मुताबिक देश में दस फीसदी पुरुष और बीस से पचास फीसदी महिलाएँ इससे पीड़ित हैं। बढ़ते हुए बच्चों में भी यह रोग बड़ी संख्या में दिखाई देता है।

इस रोग में जैसे-जैसे खून की ताकत कम होती जाती है, रोगी को कमजोरी आ जाती है, हर पल थकान रहती है, आलस्य बना रहता है, दिल धड़कने लगता है, ज्यादा काम करने पर साँस फूलने लगती है, सिरदर्द सताने लगता है, बेचैनी रहने लगती है, सिर घूमता मालूम होता है, भूख मर जाती है और नींद नहीं आती। चेहरे, आँखों की पुतलियों के भीतरी हिस्सों और मसूड़ों की रंगत फीकी पड़ जाती है और नाखून भी सफेद दिखने लगते हैं। यदि अनीमिया पर रोक न लगे तो दिल फैल जाता है और पैरों में सूजन आ जाती है।

पर ऐसा होता क्यों है?

खोजबीन करने से पता चलता है कि खान-पान में लौहतत्त्व की

कमी, पेट में कीड़ों का हो जाना, बार-बार मलेरिया का होते रहना या किसी भी कारण से शरीर के किसी अंग से असामान्य रक्तस्राव के होते रहने से भीतर के लौहतत्त्व-भंडार सूख जाते हैं और धीरे-धीरे यह नौबत आ जाती है कि हीमोग्लोबिन बनने के लिए भी लौहतत्त्व नहीं मिल पाता। महिलाओं के बार-बार गर्भवती होने या लंबे समय तक मासिक धर्म में ज्यादा खून जाते रहने से भी उनमें यह संकट पैदा हो जाता है।

इससे बचे रहने के लिए जहाँ एक तरफ किसी भी असामान्य रक्तस्राव के लिए सही उपचार लेना आवश्यक है, वहीं दूसरी तरफ यह भी बेहद जरूरी है कि हम अपने खान-पान में पर्याप्त मात्रा में लौहतत्त्व ग्रहण करते रहें।

शाकाहारी व्यक्तियों के लिए हरी पत्तेदार सब्जियाँ, जैसे—पालक, मेथी, अमरंथ, फलियाँ और मटर; अनाज, जैसे—बाजरा एवं रागी; कुछ सूखे मेवे, जैसे—ख़जूर, खूबानी तथा गुड़ लौहतत्त्व के सबसे अच्छे स्रोत हैं।

जिन लोगों को मांसाहार से परहेज नहीं, उनके लिए लौहतत्त्व प्राप्त कर पाना अपेक्षाकृत आसान है। ज़िगर, मीट, मछली और अंडे लौहतत्त्व के बेहतरीन स्रोत हैं।

पर जब जरूरत अतिरिक्त रूप से ज्यादा हो, जैसे—गर्भावस्था में या अनीमिया में, तब इसकी पूर्ति के लिए डॉक्टर की सलाह से लौहतत्त्व की गोली, शरबत या कैप्सूल ले लेने में भी कोई हर्ज नहीं। इससे खून अपनी खोई हुई ताकत जल्दी वापस पा सकता है।

जिगर कैंसर से बचाता है वैनेडियम

वैनेडियम एक प्रकार का धातुतत्त्व है जो प्राकृतिक तौर पर दूध और अनाजों में पाया जाता है। हमारे शरीर को उसकी बहुत थोड़ी मात्रा चाहिए होती है। दरअसल, वह उन चौदह सूक्ष्म मात्रिक तत्त्वों में से है जिनका अत्यल्प मात्रा में मिलते रहना स्वास्थ्य के लिए जरूरी माना गया है।

जादवपुर यूनिवर्सिटी के वैज्ञानिक डॉ. अनुपम बिशाई और डॉ. एम.

चटर्जी ने जंतु-परीक्षण के आधार पर यह संभावना जताई है कि धातुतत्त्व—वैनेडियम—हमें जिगर के कैंसर से बचाता है।

चूहों पर किए गए कुछ अनूठे प्रयोगों में डॉ. बिशाई ने जब चूहों को वैनेडियम दिया तो पाया कि वे रसायन, जो चूहों में पहले कैंसर पैदा कर देते थे, अब अपने मनसूबे में कामयाब नहीं हो पाए यानी कि वैनेडियम ने उनके कैंसरकारी प्रभाव को खत्म कर दिया। डॉ. बिशाई का कहना है कि वैनेडियम की यह ट्यूमररोधक क्षमता वास्तव में उसके इस गुण में समाई है कि वह जिगर में आनेवाले सभी हानिकारक रसायनों का सफाया करने की क्रिया को तेज कर देता है। इसी प्रक्रिया से वह जिगर को कैंसर से बचाए रखता है।

यह जानने के लिए कि क्या वैनेडियम का यह स्वास्थ्यकारी प्रभाव मनुष्य के लिए भी उपयोगी है, इससे संबंधित शोध-कार्य जारी है।

फलों का रस और सेहत

ज्यादातर घर-परिवारों में यह विश्वास गहरे पैठा हुआ है कि फलों का रस स्वास्थ्य की दृष्टि से अत्यंत गुणकारी है, लिहाजा लोगों की कोशिश

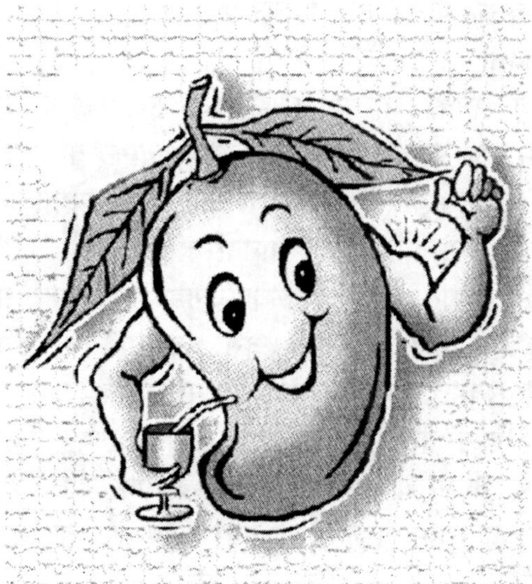

रहती है कि चाहे जेब तंग भी हो, फलों के रस के लिए कंजूसी न बरतें। बच्चों और बीमारों के लिए 'जूस' जुटाना परम अनिवार्य समझा जाता है। शायद इसीलिए प्रत्येक बड़े अस्पताल के आसपास फलों के रस की अनेक दुकानें खूब जोर-शोर से चलती दिखाई पड़ती हैं।

यह सच है कि अधिकतर फल स्वास्थ्य के लिए फायदेमंद हैं। उनमें तरह-तरह के विटामिन और पूरक तत्त्व मौजूद रहते हैं, जो हमारे शरीर के लिए लाभदायक होते हैं; लेकिन इस बारे में कुछ खास बातें जान लेना भी जरूरी है—पहली यह कि समूचा फल खाना उसके रस पीने से ज्यादा अच्छा है, क्योंकि फलों (और सब्जियों व साबुत अनाजों) में मौजूद रेशा सेहत के लिए ज्यादा अच्छा होता है। उससे आँतों का भला होता है, कब्ज की शिकायत दूर होने में मदद मिलती है, आँत का कैंसर होने का जोखिम कम होता है। हृदय और रक्त-संचार की दृष्टि से भी वनस्पतियों से प्राप्त रेशा स्वास्थ्यकारी है। इससे कोलेस्ट्रोल का नुकसानदेह घटक कम होता है, जिसके फलस्वरूप हृदय-रोग होने का खतरा भी कम हो जाता है। रक्तचाप को संतुलित रखने में भी वनस्पतियाँ उपयोगी हो सकती हैं। इसी तरह मधुमेहियों के लिए ब्लडशुगर को संतुलित रखने में भी यह फायदेमंद है।

दूसरी खास बात यह है कि किसी एक विशेष फल को ही प्राथमिकता देना गलत है। मौसमी और अनार के लिए जगह-जगह भटकना, जब उनका मौसम न हो, बिलकुल जरूरी नहीं है। इसकी बजाय मौसम का ताजा और सस्ता फल खाना बेहतर है। कुछ खास बीमारियों में कुछ फलों से परहेज बरतना जरूरी हो सकता है, इस बारे में डॉक्टर की राय को अंतिम मानना चाहिए।

किसी भी हालत में सार्वजनिक जगहों पर बिना साफ-सफाई का ध्यान रखते हुए बेचे जानेवाले जूस को नहीं पीना चाहिए। इससे तरह-तरह के छुतहा रोग हो सकते हैं, मसलन हैपेटाइटिस (जो पीलिया के रूप में दिखाई देता है), आंत्रशोथ, टायफाइड, वगैरह। बरसात के मौसम में इन बीमारियों का डर सबसे अधिक होता है।

ये सभी बातें हम पहले से जानते आए हैं। इसमें एक नई खोज और जुड़ गई है। इंग्लैंड के साउथेम्पटन विश्वविद्यालय के डॉक्टरों ने

पाया है कि जो बच्चे बहुत ज्यादा फलों का रस या कोई दूसरा उच्च कैलोरीयुक्त पेय लेने के आदी हो जाते हैं, उनकी सेहत अच्छी नहीं रहती। उन्हें भूख ठीक से नहीं लगती, बार-बार पेट खराब होने की शिकायत रहती है और उनका वजन उम्र के अनुरूप नहीं बढ़ता। ये तथ्य उन बच्चों पर लागू होते हैं जो रोजाना की कुल कैलोरी का 30 प्रतिशत या अधिक अंश फलों के रस या दूसरे पेय पंदार्थों (पानी या दूध के अलावा) से हासिल करते हैं। स्क्वाश और जूस ही इनमें सबसे आम पेय हैं, जिनसे ये मुश्किलें खड़ी होती हैं।

शोधकर्ताओं ने यह भी पाया कि इन बच्चों की आदतें सुधारने से और समुचित खान-पान शुरू करने से सभी परेशानियाँ खुद-ब-खुद दूर हो गईं यानी भूख लौट आई, डायरिया दूर हो गया और वजन भी ठीक से बढ़ने लगा।

स्वाभाविक ही है कि यह समस्या अभिजात वर्ग के बच्चों में अधिक होगी। इस बारे में माता-पिता और अभिभावकों को सावधान होने की जरूरत है।

इस संदर्भ में यह बात भी विचारणीय है कि पब्लिक स्कूलों के कई बच्चे अब अपनी पानी की बोतलों में पानी न ले जाकर, स्क्वाश या कोई इसी किस्म का पेय ले जाना ज्यादा पसंद करते हैं और अधिकतर माता-पिता लाड़-प्यार में अपने लाडले या लाडली की बात मान भी जाते हैं।

यह उनके बच्चे के स्वास्थ्य और सामान्य वृद्धि में बाधक हो सकता है, इसी जोखिम के प्रति चेताना, इस नए अध्ययन का मूल ध्येय है। यह अध्ययन हाल के 'आरकाइप्ज़्स ऑफ डिजीजिस् इन चाइल्डहुड' नामक बाल-चिकित्सा विषयक शोध-पत्रिका के एक अंक में प्रकाशित हुआ है। इसके नतीजे उन एक सौ पाँच बच्चों पर किए गए अध्ययन का निचोड़ हैं, जो प्यास बुझाने के लिए पानी की बजाय स्क्वाश या जूस पीना अधिक पसंद करते थे। यह भी पाया गया कि इन बच्चों में आम बच्चों की तुलना में दाँतों की बीमारी अधिक थी। संपन्न घरों के होते हुए भी उनके शरीर में पौष्टिक तत्त्वों की कमी थी। इसी के फलस्वरूप उनका शरीर ठीक से नहीं पनप पा रहा था।

सेब या कद्दू और गुड़

अंग्रेजी में एक पुरानी कहावत है–'ऐन अपल अ डे कीप्स द डॉक्टर अवे' यानी रोजाना एक सेब खाते रहें तो आप बीमारी को दूर रख सकते हैं।

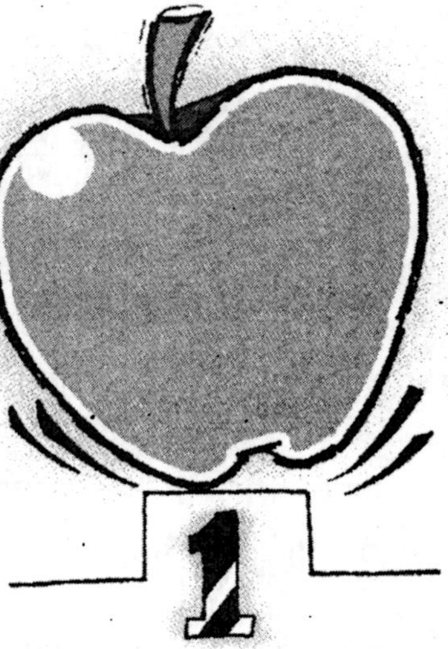

पर वैज्ञानिक दृष्टि से परखें तो क्या सेब सचमुच इतना गजब का फल है? नहीं। उसमें ऐसा कुछ नहीं, जो कद्दू और गुड़ से हमें न मिल जाए। तब भी बटुए में पैसे हों या न हों, हम परंपरा में इतने जकड़े हुए हैं कि सेब जरूर खरीदेंगे, चाहे वह कितना ही महँगा क्यों न हो !

यह बात सेब ही नहीं, ज्यादातर फलों पर लागू होती है। अनार के लिए तो कहा ही गया है–'एक अनार, 'सौ बीमार।'

संतुलित पौष्टिक आहार लेने के लिए यह जरूरी नहीं कि हम महँगे-से-महँगे फल-सब्जी और गोश्त ही खरीदें-खाएँ। इसके बजाय यदि सिर्फ मिले-जुले अनाज खाएँ, सेम और दूसरी फलियाँ इस्तेमाल करें, हरी पत्तेदार सब्जियाँ लें, मूली और कसावा जैसी जड़ोंवाली सब्जियों के हरे पत्ते खाएँ, गुड़ का सेवन करें, मौसम के सस्ते फलों का प्रयोग करें और चावल, सब्जियों एवं खान-पान की दूसरी चीजों को उतना ही पकाएँ जितना जरूरी हो ताकि उनमें मौजूद खनिज और विटामिन नष्ट न हों, तो हमें पूरा आहार मिल सकता है।

बीमारी के समय में भी मौसमी और संतरे का रस ज्यादा उपयोगी नहीं होता। उसमें सिर्फ विटामिन-सी और थोड़ी सी शुगर होती है जो किसी भी दूसरे सस्ते स्रोत से ग्रहण की जा सकती है। अस्पतालों के

बाहर हालाँकि इसका बहुत बड़ा कारोबार चलता है; लेकिन वहाँ प्रायः सफाई का ध्यान नहीं रखा जाता, जिससे फायदा होने की बजाय नुकसान ज्यादा हो सकता है। तरह-तरह से संक्रामक रोग लग सकते हैं।

आहार संतुलित और पौष्टिक लें, पर अपनी जेब के मुताबिक।

किस चीज में कितनी कैलोरी

(प्रति 100 ग्राम या दिए गए माप के मुताबिक)

अन्न और अन्न से बनी चीज़ें	**कैलोरी**
गेहूँ का आटा (100 ग्राम)	341
रोटी मीडियम	119
(35 ग्राम आटा) रोटी छोटी	80
(24 ग्राम आटा) बाजरा	361
मकई का आटा	355
चावल (रामिल्ड)	345
चावल (पोहा)	325
चावल (पका हुआ)	70
कच्चा भुट्टा	125
कॉर्नफ्लेक्स 1 कप (25 ग्राम)	95
पॉपकॉर्न (50 ग्राम)	170
रागी	328
साबूदाना तीन बड़े चम्मच (60 ग्राम)	351
सूजी तीन बड़े चम्मच (60 ग्राम)	348
डबल रोटी एक स्लाइस	
(3 1/2''×4''×0.4'')	60
बन	280
ओटमील 1/3 कप (27 ग्राम)	110
चूनी (चीरुटी)	240
दोसा सादा (मीडियम 9'' व्यास)	130
दलिया (मीठा)	215

अन्न और अन्न से बनी चीज़ें	कैलोरी
धवान	280
इडली एक (मीडियम 3 1/2'' व्यास)	100
गुझिया	508
खारी भात	125
मैक्रोनी (30 ग्राम 2/3 कप पकी)	115
सादा पराठा	275
पूरी भाजी	245
रवा अप्पम	318
उपमा	230
रवा पुट्टू	56

दालें

भुने चुने	369
चना दाल	372
उड़द	347
मूँग	334
मसूर	343
राजमा	346
सोयाबीन	432
दाल (पकी, गाढ़ी 1/3 कप, 113 ग्राम)	145
दाल (पतली 1/3 कप, 92 ग्राम)	92
रसम (एक कप)	12
साँभर (आधा कप)	105

शक्कर

गुड़ (15 ग्राम)	57
शहद (एक छोटा चम्मच)	30
जैम (एक छोटा चम्मच)	20
चीनी (एक छोटा चम्मच 5 ग्राम)	16

शक्कर	**कैलोरी**
चीनी (एक क्यूब)	12
बूरा (एक बड़ा चम्मच)	45

घी और तेल

पाश्चराइज्ड मक्खन	755
क्रीम	213
घी	900
तेल	900
मारजरीन	755
वनस्पति घी (डालडा, रथ)	900

दूध और दूध से बनी चीजें

गाय का दूध (एक कप)	100
भैंस का दूध (एक कप)	115
स्टैंडर्ड दूध (एक कप)	137
सपरेटा दूध	45
टोंड दूध (एक कप)	100
गाढ़ा दूध (मीठा एक कप)	320
गाढ़ा दूध एक बड़ा चम्मच (20 ग्राम)	64
गाय के दूध का पाउडर	496
छाछ (बिना मलाई की एक गिलास)	25
छैना (गाय के दूध का)	265
अमूल चीज	348
दही (गाय के दूध का)	60
खोया (भैंस के दूध का)	206
कस्टर्ड (बेक्ड)	114
आइसक्रीम	205
खीर	178
मिल्क केक	331

गोश्त	कैलोरी
बेकन (कच्चा)	405
गो-मांस	114
चिकन	109
चिकन (ब्राइलर)	151
अंडा-1 (40 ग्राम)	65
अंडा जरदी-1	52
हैम (पका हुआ)	305
लैंब लीवर (कच्चा)	136
मीट सासेजिज	312
मटन	194
मछली	
एनकोबी (मांस)	165
हेरिंग	106
हिलसा	273
कतला	111
लोब्सटर	90
मृगल	98
पामफ्रेट	87
रोहू	97
सारडाइंस	80
सिंगाड़ा	165
साग-सब्जियाँ	
चौलाई	45
चने का साग	66
पत्ता गोभी	45
अरवी का पत्ता	56

साग-सब्जियाँ	कैलोरी
मेथी	49
सरसों	34
मूली का पत्ता	28
सारली का साग	86
पालक	26
कंद-मूल	
गाजर	48
अरबी	97
कमलककड़ी	53
प्याज	50
आलू	97
शकरकंद	120
कसावा	157
शलगम	29
जिमीकंद	79
दूसरी तरकारियाँ	
पेठा	10
करेला	25
दूधी	12
बैंगन	24
बाकला	48
फूल गोभी	30
धनिया	288
फली	26
लहसुन	145
अदरक (ताजा)	67
कटहल	51

दूसरी तरकारियाँ	कैलोरी
भिंडी	35
कुकरमुत्ते	42
मोगरा	25
आँवला	58
हरा पपीता	27
परवल	20
मटर	93
काली मिर्च	304
हरी मिर्च	98
कच्चा केला (हरा)	64
कद्दू	25
टिंडा	21
हल्दी	349
कुम्हड़ा	25
सिंघाड़ा	115
हरी मिर्च	29
सूखी मिर्च	246
इलायची	229
लौंग	285
ताजे फल	
सेब	56
खुबानी	53
केला	153
बिलिंबी	23
रसभरी	53
चेरी	70
खजूर	283
अंजीर	75

ताजे फल	कैलोरी
अमरूद	66
अंगूर	45
छोटा चकोतरा	32
जामुन	47
लीची	61
लोकाट	43
माल्टा	36
आम	50-80
खरबूज	21
तरबूज	16
शहतूत	53
संतरा	53
पपीता	32
आड़ू	50
नाशपाती	51
अनानास	46
आलूबुखारा	56
अनार	77
चीकू	94

डिब्बाबंद फल

मिले-जुले फल (आधा कप)	76
आड़ू (तीन मीडियम आधे)	54
अनायास (दो स्लाइस)	70

नट (गिरी)

बादाम (10 ग्राम, 10-12 गिरी)	65
काजू (10 ग्राम, 8-10 गिरी)	88

नट (गिरी)	कैलोरी
खोपरा (सूखा)	662
नारियल (कच्चा)	41
मूँगफ़ली	560
अखरोट (15 ग्राम, 8-10 आधे)	102

सूखे मेवे	
खुबानी	306
खजूर	317
सूखी अंजीर (20 ग्राम)	55
खरबूजे के बीज	607
किशमिश	315

सलाद और सूप	
चुकंदर	62
पत्ता गोभी	27
गाजर	48
ककड़ी	13
सलाद	21
पुदीना	48
प्याज (छोटी)	59
मूली (गुलाबी)	32
मूली (सफेद)	17
टमाटर (पका हुआ)	21
ब्राउनमीट सूप (एक कप, 150 मि. ली.)	115
चिकनक्रीम सूप (एक कप, 150 मि. ली.)	85
क्लीयर शाकाहारी सूप (एक कप, 150 मि. ली.)	12
शाकाहारी सूप (एक कप, 150 मि. ली.)	65

सलाद और सूप	कैलोरी
टमाटर क्रीम सूप (एक कप, 150 मि. ली.)	85

बिस्कुट और केक

नमकीन बिस्कुट-1 (3.0 ग्राम)	15
मीठा बिस्कुट-1 (4 ग्राम)	24
अरारूट (मेरी)-1	20
चीज-टिड-बिट्स 10 (2.5 ग्राम)	20
कोकोनट्स मैकरून (13 ग्राम)	80
चॉकलेट केक 1 (45 ग्राम)	165
फ्रूट केक 1 स्लाइस (30 ग्राम)	117
सादा केक 1 स्लाइस (40 ग्राम)	146

नमकीन

चकली (100 ग्राम)	550
पापड़ी चाट (100 ग्राम)	476
तला हुआ चिवड़ा (100 ग्राम)	420
दालबड़ा-1 (30 ग्राम)	200
ढोकला (100 ग्राम)	122
पोंगल (100 ग्राम)	356
कुंकु	387
मट्ठी (100 ग्राम)	520
मीट पफ 1 (50 ग्राम)	200
मुरुकु (100 ग्राम)	529
नमकपारा (100 ग्राम)	583
पकोड़ा	200
आलू के चिप्स 10 टुकड़े (20 ग्राम)	113
कचौड़ी (100 ग्राम)	500
समोसा (100 ग्राम)	256

मिठाइयाँ	कैलोरी
बादाम हलवा	570
बालूशाही	469
बरफी (25 ग्राम)	100
फ्रूट जैली	75
गुझिया	500
गुलाब जामुन (125 ग्राम)	100
इमरती (40 ग्राम)	200
जलेबी	412
कलकल	350
मैसूरपाक	357
नानखटाई	584
पेठा (50 ग्राम)	83
पिन्नी	490
रसगुल्ला (30 ग्राम)	100
शकरपारा	570
सोहनहलवा	400
सूजी हलवा	136
मीठा अप्पम	250
मीठा कोलकट्टई	194
येला अढाई	232

पेय

सेब का रस (200 मि. ली.)	95
संतरे का रस (200 मि. ली.)	95
अंगूर का रस (200 मि. ली.)	65
टमाटर का रस (200 मि. ली.)	45
नारियल का पानी (200 मि. ली.)	50
कोला (एक बोतल)	80
लिमका (एक बोतल)	50

पेय	कैलोरी
चाय (चीनी और दूध के बिना, एक कप)	02
चाय (बिना चीनी, एक औंस दूध के साथ एक कप)	22
कॉफी (चीनी और दूध के बिना, एक कप)	05
कॉफी (बिना चीनी, एक औंस दूध के साथ)	25

मदिरा

बीयर (240 मि. ली.)	112
ब्रांडी (30 मि. ली.)	73
ड्राई जिन (43 मि. ली.)	105
रम (43 मि. ली.)	105
व्हिस्की (43 मि. ली.)	105
शेरी (60 मि. ली.)	84
पोर्टवाइन (100 मि. ली.)	160

अन्य

हॉर्लिक्स (छोटे पाँच चम्मच)	88
बोर्नविटा (तीन छोटे चम्मच)	88
प्रोटिनेक्स (दो छोटे चम्मच)	88
पापड़ एक भुना हुआ	25
पापड़ एक तला हुआ	43
आम का अचार (20 ग्राम)	65
इमली	283

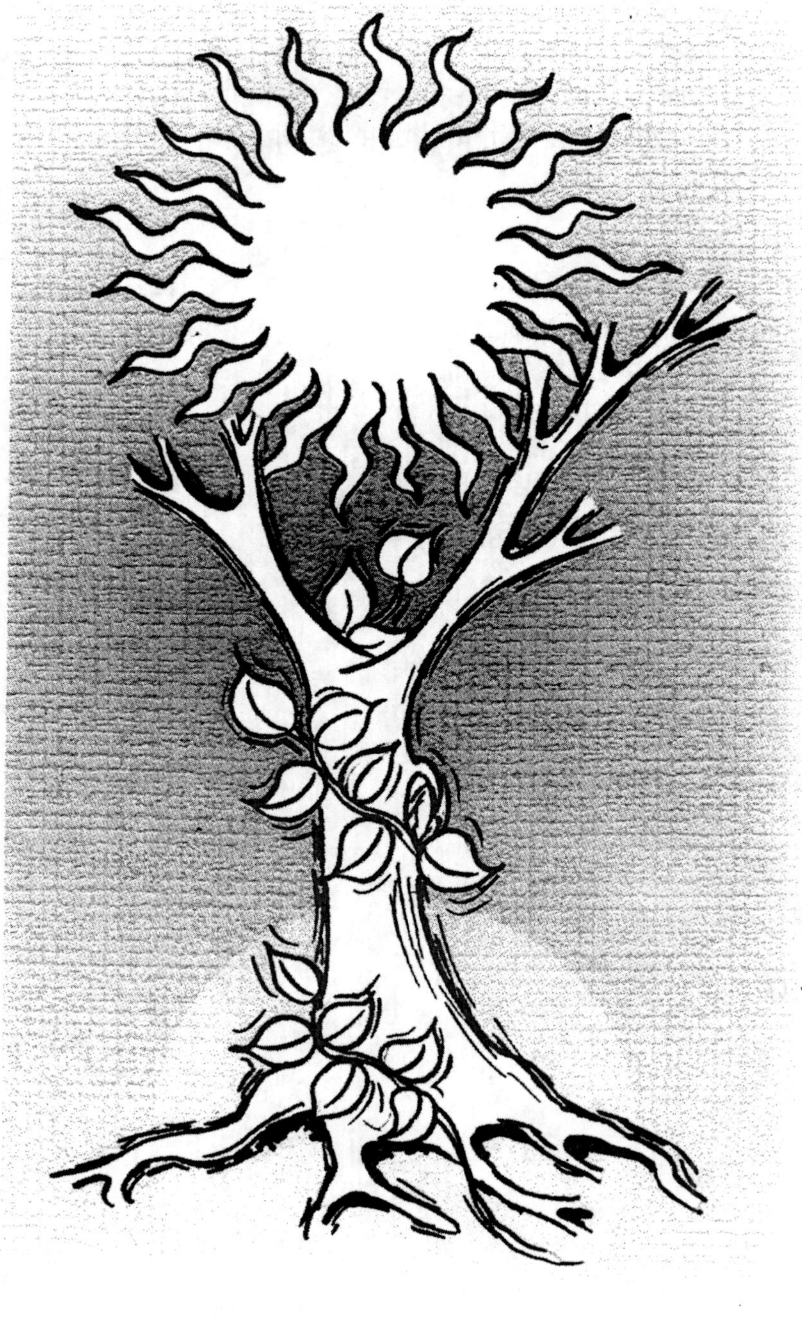

पीछे उषाएँ हैं
और आगे संध्याएँ पंक्तिबद्ध
बीच में मैं मेरा आकाश

–त्रिलोचन
('क्रम')

तीसरा खंड

पर्यावरण और स्वास्थ्य

सूर्य भगवान और हम

आदमी बहुत पहले से सूर्यदेव को पूजता आया है। दुनिया के लगभग हर हिस्से में, हर समाज और समुदाय ने उसे शक्ति का प्रतीक माना है। हमारा और सभी जीव-जंतुओं का जीवन उससे गहरा जुड़ा है। उसके बिना इस सृष्टि की कल्पना कर पाना भी असंभव है। वह ऊर्जा का अद्भुत, अतुलनीय भंडार है। वेदों में उसकी महिमा अपरंपार बताई गई है। वह हमारे तन और मन दोनों का स्वामी है। वेदों में यह निर्देश भी मिलता है कि हर रोगी के लिए यह जरूरी है कि वह सूर्य की वंदना करे; किंतु क्या यह मात्र एक धार्मिक फलसफा है? या इसकी कुछ वैज्ञानिक बुनियाद भी है?

दुनिया की बहुत सी चिकित्सा-संस्थाओं में चल रहे शोध-कार्य से पता चलता है कि सूर्य के प्रकाश का हमारे मन के स्वास्थ्य से संभवतः बहुत गहरा नाता है। वैज्ञानिकों ने पाया है कि ठंडे देशों में शरद् ऋतु के दिनों में जब सूरज हफ्तों दिखाई नहीं पड़ता, जब दिन छोटे होते हैं और सूर्य का प्रकाश अल्प मात्रा में ही हम तक पहुँच पाता है, बहुत से लोगों का मन अपनी धुरी से हट जाता है। काम करने को जी नहीं चाहता। रात में बारह घंटे सो लेने के बाद भी लगता है,

नींद पूरी नहीं हुई। खाने-पीने की कुछ खास चीजों के प्रति ललक पैदा हो जाती है और दूसरों के साथ उठना-बैठना, काम कर पाना दूभर हो जाता है। पर यह मन का विकार, जिसे 'सीजनल अफेक्टिव डिसऑर्डर' कहा गया है, मौसम के बदलते ही खुद शांत भी हो जाता है। अध्ययनकर्ताओं का मत है कि मन का यों बनना-बिगड़ना हमारे मस्तिष्क में स्थित ग्रंथिपीनिअल ग्लैंड और सूर्य के प्रकाश के आपसी संबंध का नतीजा है। यह ग्रंथि, जिसे तीसरा नेत्र और मध्य नेत्र भी कहा गया है, जब सूर्य का प्रकाश कम मात्रा में

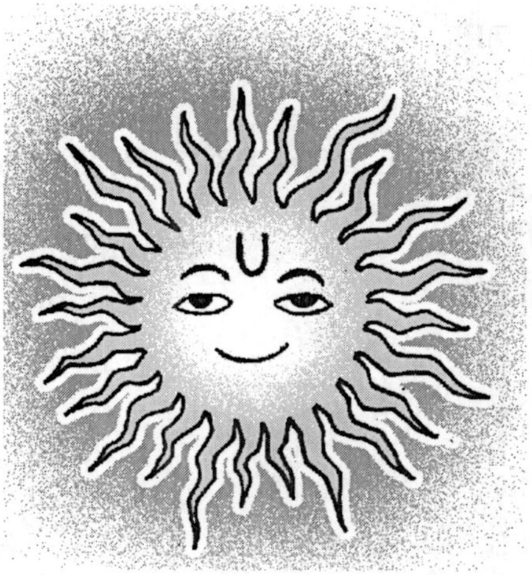

पाती है, तब उसमें मेलेटोनिन नामक हार्मोन अधिक मात्रा में बनने लगता है। इसी से मन अवसादग्रस्त हो जाता है, जबकि उसे पर्याप्त मात्रा में रोशनी मिलती रहे, तो मेलेटोनिन के बनने की क्रिया थम जाती है। नतीजतन मन चंगा रहता है।

खोजी वैज्ञानिकों ने पाया है कि यह सिनड्रॉम पुरुषों की अपेक्षा स्त्रियों में ज्यादा आम है और बच्चे भी इससे बच नहीं पाते।

बहरहाल वैज्ञानिक सच जो भी हो, यह आम अनुभव की भी बात है कि शरद् ऋतु में जब अपने देश में भी कभी-कभी कुछ दिन तक सूर्यदेव दिखाई नहीं पड़ते तो मन अनमना-सा हो जाता है। लेकिन प्रकृति के तो अपने नियम हैं; शरद् ऋतु की अवधि घटा या बढ़ा सकना तो आदमी के बस की बात नहीं, इसलिए चिकित्सकों ने इस विकार के समाधान के लिए एक निराला रास्ता चुना है। उपचार के लिए उन्होंने कृत्रिम प्रकाश को आधार बनाया है और इसमें उन्हें सफलता भी मिली है।

भारत जैसे उष्ण देशों में सौभाग्यवश सूर्यदेव की अनुकंपा प्रायः

बनी रहती है, पर हमारे महानगरों में जहाँ जगह की कमी को देखते हुए अब बहुमंजिली इमारतें हर तरफ खड़ी होती जा रही हैं, उनमें प्राकृतिक सूर्य का प्रकाश समुचित मात्रा में पहुँच सके, इसकी व्यवस्था रखना हमारे इंजीनियर्स, आर्किटेक्ट्स और टाउन-प्लानर्स का दायित्व बन जाता है।

त्वचा के विकार और सूर्य का प्रकाश

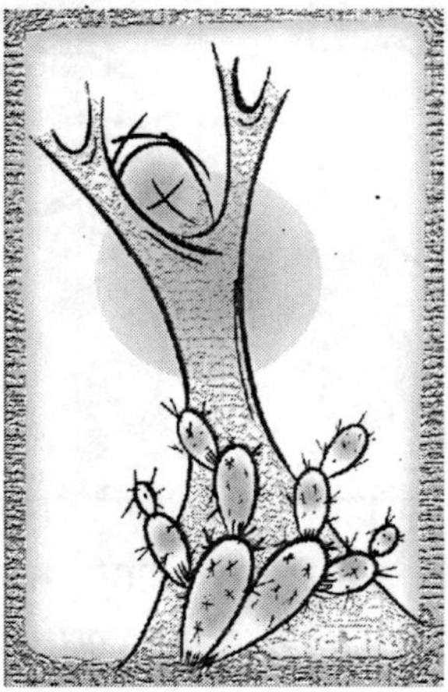

इस सदी के प्रारंभ से ही प्रकाश का उपयोग चिकित्सा में होता आया है। सन् 1903 में डेनमार्क के शोधकर्ता डॉ. एन. आर. फिनसेन को इसीलिए नोबेल पुरस्कार से सम्मानित किया गया था कि उन्होंने यह राह दिखाई कि फोटोथैरेपी द्वारा त्वचा की ट्यूबर-क्यूलोसिसल्यूपस वल्गेरिसका उपचार संभव है।

आज भी सोरियासिस नामक त्वचा विकार में दवा के साथ-साथ अल्ट्रावायलेट प्रकाश किरणें ही उपचार का आधार हैं। इसी तरह विटिलिगो (सफेद दाग) के उपचार में भी दवा लगाने के बाद सूर्य के प्रकाश में बैठना कई मामलों में उपयोगी साबित होता है। नवजात शिशुओं में जॉन्डिस (पीलिया) के इलाज के लिए भी फोटोथैरेपी गुणकारी पाई गई है।

पर जैसे किसी भी चीज की अति भली नहीं होती, उसी तरह प्रकाश, खासतौर से अल्ट्रावॉयलेट प्रकाश की बहुतायत भी त्वचा के लिए अच्छी नहीं।

वैज्ञानिकों ने पाया है कि ज्यादा मात्रा में अल्ट्रावॉयलेट प्रकाश-किरणें ग्रहण करने से त्वचा पर उम्र से पहले ही झुर्रियाँ पड़ जाती हैं और श्वेत वर्ण के लोगों में त्वचा के कैंसर की आशंका भी बढ़ जाती है।

मोतियाबिंद और सूर्य

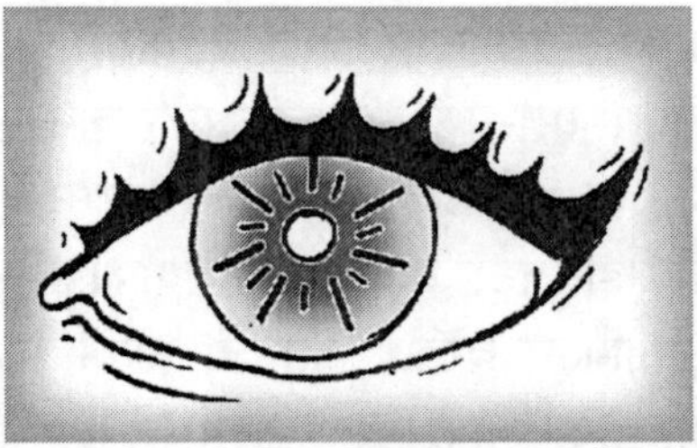

प्रकाश किरणों का आँखों पर भी असर पड़ता है। ज्यादा अल्ट्रावॉयलेट प्रकाश मिलते रहने से आँखों के पारदर्शी लैंस में मोतियाबिंद उम्र से पहले ही उतर आता है। इसीलिए नेत्र-चिकित्सक यह सलाह देते हैं कि ज्यादा तीखी धूप से आँखों को बचाए रखने के लिए हमें धूप के चश्मे का इस्तेमाल करना चाहिए।

नंगी आँखों से सूर्य की तरफ निगाह टिकाना भी आँखों के लिए अच्छा नहीं। इससे आँख का परदा जल तक सकता है जिसका कोई उपचार संभव नहीं।

क्रॉनिक ब्रोंकाइटिस में क्या करें?

बढ़ते वायु-प्रदूषण के साथ क्रॉनिक ब्रोंकाइटिस खासा तकलीफदेह रोग बन गया है। सुबह उठते ही खाँसी छिड़ने लगती है, दम उखड़ने लगता है, छाती में खींच पड़ती मालूम होती है और खाँसी के साथ बलगम भी आता हैपतला-गाढ़ा, मैला-सफेद।

यह रोग प्रायः उन लोगों में देखा गया है जो बहुत समय से भारी धूम्रपान करते रहे होते हैं। शहरों में बढ़ता प्रदूषण, धूल और धुआँ इसे बढ़ावा देता है। ठंडा तापमान, सीलन और धुंध से भी यह रोग उग्र होता है और छाती में फेफड़ों का इन्फेक्शन हो जाए तब तो सोना भी दूभर हो जाता है।

जब यह तकलीफ साल में तीन महीने या ज्यादा बनी रहती है और तीन साल या उससे ज्यादा समय तक बार-बार होती रहती है, तब इसे क्रॉनिक ब्रोंकाइटिस का नाम दे दिया जाता है। यह दमा और फेफड़ों की टी.बी. से बिलकुल अलग रोग है। यह रोग अक्सर चालीस वर्ष के आसपास की उम्र में शुरू होता है। शुरू में ही इसके प्रति सजग हो जाना जरूरी होता है, अन्यथा रोग बढ़ जाए तो बिलकुल असाध्य हो

जाता है।

जैसे ही तक़लीफ शुरू हो, डॉक्टर से सलाह लें। 'स्मोकर्ज कफ' मानकर इसे नजरअंदाज न क़रें। धूम्रपान बिलकुल त्याग देंहमेशा के लिए। धूल-धुएँ और ठंड व सीलन से बचें। साँस उखड़ने की तकलीफ हो, तो डॉक्टरी राय से श्वास-नलियों की सिकुड़न दूर करने वाली ब्रोंकोडायलेटर दवाएँ, जैसेथियोफाइलीन, सालब्यूटामोल वगैरह लेने में कोताही न बरतें। भाप लें, ताकि भीतर जमा हुआ बलगम तरल होकर बाहर आ सके।

ध्यान रखें कि जब कभी बलगम का रंग पीला हो, साथ में बुखार आए, तो डॉक्टर से सलाह लेकर एंटीबॉयटिक दवा अवश्य ले लें। यह भीतर के इन्फेक्शन का लक्षण है। इसे नजरअंदाज करने से फेफड़ों की रही-सही क्षमता भी जाती रहती है।

अपना वजन संतुलित रखें। यदि वजन ज्यादा है तो उसे कम करने की पूरी कोशिश करें। ज्यादा वजन से फेफड़ों पर अनावश्यक भार पड़ता है। आहार संतुलित लें। तली हुई चीजों से बचें। रात का खाना हलका हो और उसे सोने से तीन-चार घंटे पहले अवश्य ले लें। डॉक्टरी देख-रेख में श्वास-व्यायाम करना भी जरूर सीखें और उसे नियमित रूप से करें। इससे आपके रुग्ण फेफड़े आपको ज्यादा ऑक्सीजन दे सकेंगे।

जहर है सीसा

सीसा आदमी के लिए जहर है, यह बात हम बहुत पहले से जानते आए हैं। थोड़ी मात्रा में भी यह तन और मन-मस्तिष्क के लिए बहुत नुकसानदेह साबित हो सकता है।

पर्यावरण में बढ़ते प्रदूषण के विरुद्ध सजग अमेरिका की दो गैर-सरकारी संस्थाओं'इन्वायरनमेंटल डिफेंस फंड' (इ.डी.एफ.) तथा 'अलाएंस टू ऐंड चाइल्डहुड लेड पॉइजनिंग' द्वारा किए गए दो-वर्षीय अध्ययन से ज्ञात हुआ है कि सीसे का जहर दुनिया के प्रत्येक हिस्से में फैला है; लेकिन विकासशील देशों में समस्या अपेक्षाकृत अधिक गंभीर है। अलग-अलग आयु-वर्ग के बच्चों में सीसे की मात्रा आँकने के लिए रक्त

के नमूने परखे गए तो पता चला कि विकासशील देशों के बच्चों में सीसे का जहर ज्यादा फैला हुआ है। विकसित देशों के बच्चों की तुलना में विकासशील देशों में इस विष से प्रभावित बच्चों की तादाद डेढ़ से तीन गुना अधिक है।

अमेरिकी विशेषज्ञों के मुताबिक रक्त के प्रति 100 मिलीलीटर में 10 माइक्रोग्राम से अधिक सीसा होने से ही बच्चे के मानसिक और शारीरिक विकास में बाधाएँ उत्पन्न हो सकती हैं। इससे उनकी मानसिक एकाग्रता में कमी आ सकती है और सुनने, समझने व सीखने की क्षमता का ह्रास हो सकता है।

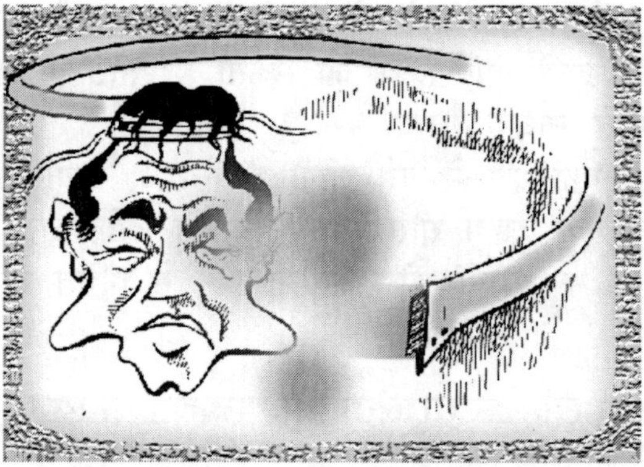

ई.डी.एफ. और अलाएंस के विशेषज्ञों का तो यहाँ तक मानना है कि बच्चे के शरीर में सीसे की सूक्ष्म-से-सूक्ष्म मात्रा भी नुकसानदेह सिद्ध हो सकती है। इसी अध्ययन-दल के एक सदस्य केरन फ्लोरिनी का मत है कि सूक्ष्म मात्रा में सीसा होने से बच्चा मंदबुद्धि नहीं होता। लेकिन जितने विकास की उसमें क्षमता होती है, उसके अनुरूप वह विकास नहीं कर पाता। अगर यह बात सच है तो सीसे के प्रदूषण के प्रति आँखें मूँदे रखना बच्चों के साथ कितनी बड़ी नाइंसाफी है !

अध्ययन में यह भी पाया गया कि सीसे से उपजनेवाले स्वास्थ्य संकट के प्रति ज्यादातर लोग बेखबर हैं। परिणामस्वरूप सीसा अनेक उद्योगों में बेधड़क काम में लाया जा रहा है। इनमें सबसे बड़ा जोखिम सीसायुक्त पेट्रोल, सीसायुक्त पेंट-रोगन, सीसायुक्त पीने के पानी के पाइप, ग्लेज्ड सीसायुक्त चीनी मिट्टी के बरतन, डिब्बाबंद खानपान की चीजों को पैकेज करनेवाले डिब्बों के सोल्डर और कुछ सीसायुक्त सौंदर्य-प्रसाधनों से है।

महानगरों में कार, ट्रक, बस, टेंपो और स्कूटर जैसे अनेकानेक

वाहन अपने 'उदर' से बड़ी मात्रा में सीसायुक्त धुआँ हवा में छोड़ रहे हैं। इसी हवा में साँस लेकर, हम यह सीसा अपने भीतर ले लेते हैं। इसी के मद्‍देनजर विकसित देशों ने सीसामिश्रित पेट्रोल पर पाबंदी लगा दी है। अपने देश में भी कुछ बड़े शहरों में धीरे-धीरे इस नीति को लागू करने की पहल कर दी गई है।

रंग-रोगन में भी सीसे का इस्तेमाल अनेक वर्षों से होता आया है। बच्चों के खिलौनों तक पर इसी किस्म के रंग किए जाते रहे हैं। यह सब हमें बदलना होगा। सीसे के बिना भी रंग-रोगन बनाए जा सकते हैं।

दूसरे उद्योगों में भी (कारों और ट्रकों की बैटरी को छोड़कर) सीसे का उपयोग बंद किया जा सकता है। सीसे के जहर से बचने का यही सबसे सार्थक रास्ता है।

महानगरों में बसे लोगों में सिरदर्द, मानसिक थकान और अनिद्रा का एक कारण सीसा और उस जैसे विषैले तत्त्व ही हैं, जो हमारे तन और मन, दोनों को तरोताजा होने से वंचित रखते हैं।

रासायनिक प्रदूषण और जननिक अंग

हमारे पर्यावरण में फैल रहा प्रदूषण हमें कई तरह से आहत कर रहा है। कोशिकीय स्तर पर गुणसूत्रीय (क्रोमोसोम्स) संरचना पर और यहाँ तक कि हमारी जैव-रासायनिकी भी उसके कुप्रभाव से बच नहीं पा रही।

अब खबर यह है कि कुछ औद्योगिक रसायन जिनमें आम इस्तेमाल होनेवाले आर्गेनोक्लोरिन कीटनाशक मसलन डी.डी.टी. तथा पॉलीक्लोरिनेटेड बाइफिनाइल्स शामिल हैं, हमारी सेक्स हार्मोन-प्रणाली पर भी असर डालने की क्षमता रखते हैं।

न्यूयॉर्क के माउंट सिनाई स्कूल ऑफ मेडिसिन में हुए शोध से पता चला है कि आर्गेनोक्लोरिन रसायन शरीर में जैविक क्रिया को तेज कर देते हैं, जिसमें इस्ट्रडियोल, इस्ट्रोजन के सबसे प्रभावशाली रूप में तब्दील हो जाता है। यह है 16-अल्फा-हाइड्रोक्सिल-इस्ट्रोन। शरीर में इसके तेज गति से बनने से मानो इस्ट्रोजन की बहुतायत ही हो जाती है।

महिलाओं में इस्ट्रोजन की यही बहुतायत स्तन-कैंसर होने की आशंका को बढ़ा सकती है। एक अमेरिकी टॉक्सीकॉलजिस्ट (विष-विज्ञानी) डेव्रा ली डेविस का मत है कि स्तन कैंसर के मामलों में वृद्धि होने का एक बड़ा कारण पर्यावरण में इन हानिकारक रसायनों का पाया जाना है। इन रसायनों में यह खूबी भी है कि ये शरीर के वसीय भंडार में जमे रहकर लम्बे समय तक सक्रिय रह सकते हैं। ये हमारे आहार के माध्यम से भी शरीर में प्रवेश पा लेते हैं।

माउंट सिनाई स्कूल ऑफ मेडिसिन की डॉ. मेरी वुल्फ ने परीक्षणों में यह भी पाया कि जिन महिलाओं को बाद में स्तन-कैंसर हुआ, उनके पहले के रक्त-नमूनों में डी.डी.ई. की मात्रा काफी अधिक थी। डी.डी.ई., डी.डी.टी. का ही एक विघटित पदार्थ है। इससे भी यह साबित होता है कि डी.डी.टी. महिलाओं में स्तन कैंसर का कारण हो सकता है।

दाढ़ी-मूँछ और स्वास्थ्य

न जाने क्यों, हमारे समाज में मूँछ और दाढ़ी रखना एक परंपरा के रूप में प्रतिष्ठित है, पर चीन के कुछ चिकित्सा-वैज्ञानिकों का कहना है कि दाढ़ी-मूँछ रखना सेहत की दृष्टि से कतई ठीक नहीं। खासतौर से यदि आपके इलाके में वायु-प्रदूषण ज्यादा हो।

इन वैज्ञानिकों ने परीक्षणों में यह पाया है कि वायुमंडल में तैर रहे प्रदूषण-कण दाढ़ी-मूँछ के बालों से चिपक जाते हैं, जिससे ऐसे पुरुषों के फेफड़ों के भीतर पहुँचनेवाली हवा ज्यादा प्रदूषित होती है। परिणामतः फेफड़ों और सेहत पर बुरा असर पड़ता है। एक प्रयोग से प्रदूषण का यह अंतर दाढ़ी-मूँछवालों में छह गुना ज्यादा आँका गया।

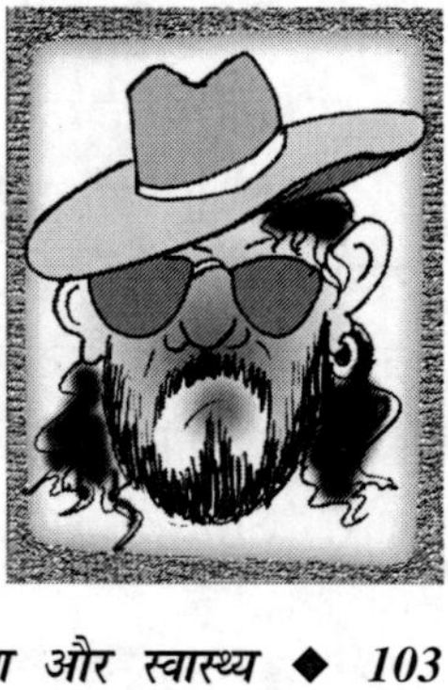

विश्व के पाँच सबसे प्रदूषित महानगरों में एकदिल्लीके निवासियों के लिए यह जानकारी खासतौर से उपयोगी हो सकती है। अब भी आप दाढ़ी-मूँछ रखना चाहें तो आपकी इच्छा !

शोर ही शोर इससे बचें

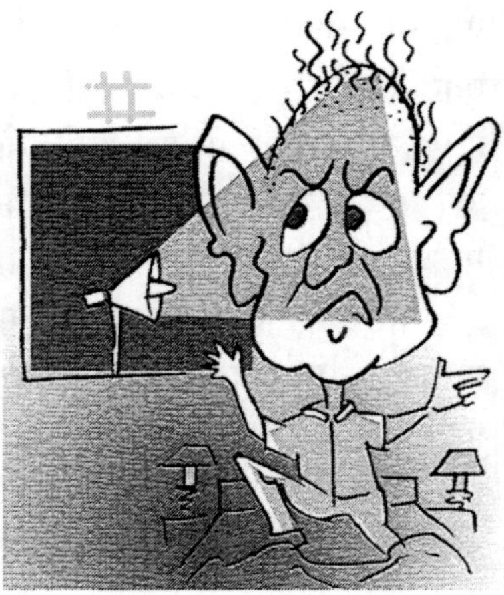

खचाखच भरी सड़कों पर यातायात-साधनों का चीत्कार, गली-मोहल्लों में लाउडस्पीकर पर बज रही बेसुरी धुनों का हो-हल्ला, घरों में फुल वाल्यूम पर चल रहे ट्रांजिस्टर, रेडियो, स्टीरियो, टेलीविजन और अन्य आधुनिक घरेलू उपकरणों का जहाँ-तहाँ निहत्थे लोगों पर फेंके गए हथगोलों, गोला-बारूद और दनदनाती गोलियों का-सा शोर। इस पर मशीनों से जूझते हुए लोगों के लिए मशीनों का शोर! बेइंतहा शोर अब जीवन का एक अभिन्न अंग बन गया है और यह दिनोदिन बढ़ता ही जा रहा है। हालाँकि अध्ययनों द्वारा यह साबित हो गया है कि यह कोलाहल स्वास्थ्य के लिए कतई ठीक नहीं। इसके तरह-तरह के दूरगामी असर हो सकते हैं। यह श्रवण-शक्ति का ह्रास तो करता ही है, साथ ही, इससे मानसिक और शारीरिक स्वास्थ्य पर भी विपरीत असर पड़ता है।

तरह-तरह का शोर : यों तो किसी भी अनचाही, अप्रिय ध्वनि को 'शोर' का नाम दे दिया जाता है, पर श्रवण-विज्ञान की भाषा में ऐसी कोई भी ध्वनि, जो कर्ण-क्षमता पर प्रतिकूल असर डाल सकती हो, 'शोर' की संज्ञा के अंतर्गत आती है।

यह शोर भी कई तरह का हो सकता हैजैसे, बराबर एक-सा बने रहने वाला शोर, जो परिवेश में बस जाता है, उसका अंग बन जाता है। तेज रह-रहकर उठनेवाले शोर, जैसे धातु के धातु से टकराने पर पैदा होनेवाला शोर। यह बार-बार ऊपर-नीचे होता रहता है अथवा एकाएक जोरों का उठा शोर, जो क्षणिक होता है पर बहुत ही तीव्र होता है,

जैसेगोला-बारूद, पटाखे, आदि फटने के समय।

तरह-तरह का शोर अपने-अपने ढंग से स्वास्थ्य पर गहरा असर डालता है। अध्ययनों द्वारा यह स्पष्ट हो गया है कि आदमी दिन-भर में 85 से 90 डेसीबल शोर की डोज ही सह सकता है। परिवेश में कितना शोर रहता है, इसका मापन एक खास यंत्र द्वारा संभव है। यह यंत्र हैऑडियोडोजो मीटर। हवा में आवाज के दाब को मापकर ये यंत्र यह महत्त्वपूर्ण जानकारी दे देता है कि अमुक व्यक्ति कितना शोर झेल रहा है।

मोटरसाइकिल चालक, सावधान! : अध्ययनों में यह पाया गया है कि विभिन्न यातायात साधनों में मोटरसाइकिल सबसे अधिक शोर मचाती है और इसका चालक पर गहरा असर पड़ता है। भारतीय महानगरों के संदर्भ में परिवहन निगमों की बसें भी किसी से पीछे नहीं। तिस पर, साइलेंसर निकालकर वाहन दौड़ाना और लगातार हार्न दबाते रहना मूर्खता ही कही जा सकती है।

हवाई-पट्टियों के आसपास बसे लोगों के लिए चढ़ते-उतरते हवाई यानों का शोर भी खतरे से खाली नहीं। इस तरह कोनकार्ड जैसे हवाई यानों की उड़ान पर कुछ देशों द्वारा लगाया गया प्रतिबंध पूरी तरह सार्थक दिखाई देता है। जिन व्यक्तियों को मोटरचालित मॉडल वायुयान उड़ाने का शौक हो, उन्हें अपना यह शौक फरमाते समय कान में इयर प्लग अवश्य लगाने चाहिए।

आधुनिकीकरण की देन, हाई पावर्ड मोटरचालित घरेलू उपकरणों से भी शोर को बढ़ावा मिल रहा है। मिक्सी, डिश-वाशर, टुल्लू पंप जैसे उपकरण उच्च डेसीबल की ध्वनि उत्पन्न करते हैं।

पॉप म्यूजिक भी खतरे से खाली नहीं : पॉप म्यूजिक, चाहे वह पाश्चात्य हो या उसकी देशी नकल, खतरे से खाली नहीं। ऊँची आवाज में सुना गया संगीत भी माधुर्य का स्रोत न रहकर, शोर बन जाता है। बाजारों, गली-मोहल्लों और धार्मिक स्थलों से गूँजते लाउडस्पीकर, घरों में एंप्लीफायर से जुड़े स्टीरियो, उच्च वॉट शक्ति का संगीत उगलने में पीछे नहीं। इनकी कहीं कोई आवश्यकता नहीं। पाया गया है कि एक

बड़े हाल में दो हज़ार संगीत-प्रेमी श्रोता बिना किसी एंप्लीफायर की सहायता से सहज ही एक वायलिनवादक द्वारा छोड़ी गई मधुर धुनों का आनंद उठा सकते हैं। पर छोटे कमरे में इससे उच्च डेसीबल का संगीत सुनना एक फैशन हो गया है। जनाब, मजा कहाँ जब तक कि आस-पड़ोसवालों को यह मालूम न हो जाए कि आपके पास कौन-कौन सी म्यूजिकल कलेक्शन हैं! विशेषज्ञों का कहना है कि यह संगीतनुमा शोर भी कम खतरनाक नहीं।

उद्योगकर्मियों के लिए मशीनों का शोर, एक व्यावसायिक खतरा है। इससे डॉक्टर भी अछूते नहीं। डेंटिस्ट द्वारा इस्तेमाल में लाए जानेवाले कुछ उपकरण इसका सीधा उदाहरण हैं।

शोर का असर : हर तरह का शोर स्वास्थ्य के लिए खतरा पैदा करता है। इसका सबसे अधिक असर सुनने की क्षमता पर पड़ता है। शोर अगर कुछ समय के लिए ही हो तो प्रायः यह असर अस्थायी ही होता है। पर यदि कानों में बार-बार शोर पड़ता रहे या एक साथ 160 डेसीबल से अधिक की धमाकेदार आवाज हो, तो इससे कर्ण-शक्ति हमेशा-हमेशा के लिए प्रभावित हो सकती है।

पाया गया है कि 90 से 100 डेसीबल के शोर से हमारे सुनने की क्षमता कुछ घंटों से लेकर चौबीस घंटों तक प्रभावित हो सकती है। इस दौरान व्यक्ति ऊँचा सुनने लगता है, उसके कान में सीटी सी बजने लगती है। यदि उसका इस स्तर के शोर से बार-बार सामना होता रहे, तो वह स्थायी रूप से आंशिक बधिर बन सकता है। उल्लेखनीय है कि एंप्लीफायर स्टीरियो संगीत सुनने के आदी बहुत से व्यक्ति 110 से 122 डेसीबल पर उसे सुनते हैं। उसका क्या परिणाम होगा, इसका अनुमान लगाना अब आपके लिए कठिन न होगा।

इस तरह के शोर से उत्पन्न हुई बधिरता का कारण कान के आंतरिक भाग में पाए जानेवाले अत्यंत संवेदनशील 'ऑरगेन ऑफ कोर्टी' की विशेष कोशिकाओं को पहुँचनेवाली क्षति है। इससे व्यक्ति ऊँचा सुनने लगता है।

160 डेसीबल से अधिक की धमाकेदार आवाज एक बार में ही अपना

असर हमेशा-हमेशा के लिए छोड़ जाती है। इससे कान का परदा, मध्य कान की हड्डियाँ और आंतरिक कान एक साथ चपेट में आ जाते हैं।

परीक्षणों में यह भी देखा गया है कि शोर से रक्तचाप (ब्लडप्रेशर) बढ़ जाता है, दिल की धड़कन बढ़ जाती है, शरीर से अधिक पसीना चूने लगता है और जल्दी थकावट हो जाती है। कुछ का जी भी मिचलाने लगता है।

बचाव ही है इसका इलाज : शोर से उत्पन्न हुई स्थायी बधिरता का कोई इलाज अब तक संभव नहीं हो पाया है। अतः आवश्यकता इस बात की है कि जहाँ तक हो सके, इससे बचा जाए। इसमें हर व्यक्ति एक महत्त्वपूर्ण भूमिका निभा सकता है। वाहनचालकों, संगीत-प्रेमियों, कारखाना-मालिकों को इसके प्रति सचेत करने से जहाँ एक ओर शोर को कम किया जा सकता है, वहीं दूसरी ओर ऐसे स्थानों पर, जहाँ शोर कम कर पाना संभव नहीं, व्यक्तिगत सावधानी से इसके दुष्प्रभावों से बचा जा सकता है।

शोर से बचने का सबसे सरल उपाय हैइयर प्लग। कुछ उद्योगों में, जहाँ शोर से बचना संभव ही नहीं, इस तरह की हिदायतें भी दी गई हैं कि वहाँ काम करनेवालों का नियमित मेडिकल चेकअप किया जाना चाहिए और कुछ-कुछ समय बाद उनकी बदली होती रहनी चाहिए। बहुत से राज्यों में यह भी प्रावधान है कि उद्योगकर्मी कामकाज की जगह पर शोर के कारण आए बहरेपन के लिए मुआवजे की माँग भी कर सकता है। पर तरह-तरह के मधुर स्वरों को सुन सकने की क्षमता खो जाने की क्या कीमत हो सकती है, भला !

शोर से बचिए और दूसरों को उससे बचाइए, इससे भी आपकी श्रवण-क्षमता सुरक्षित रह सकती है।

नहीं रहा है निर्मल, झरनों का जल

पहाड़ों से निकलती, कलकल बहती, निर्मल दिखती लघु सरिताओं, झरनों का जल आँखों को कितना ही सुंदर क्यों न लगे, पीने के लिए

उपयुक्त नहीं होता। हालाँकि आमतौर से यही माना जाता है कि इसकी स्वच्छता अद्वितीय होती है। यह मात्र एक भ्रम है। वास्तविकता यह है कि जिस स्रोत से वह फूटता है, वहीं से उसका प्रदूषण शुरू हो जाता है। आदमी, मवेशी और जंगली जानवर उसे इस लायक नहीं छोड़ते कि वह पिया जा सके।

सैलानियों और ट्रेकिंग पर जानेवाले व्यक्तियों को यह बात अवश्य ही ध्यान में रखनी चाहिए। वरना पहाड़ पर जाने का सारा मजा किरकिरा हो सकता है।

झरनों की रमणीयता, उनसे उभरते संगीत के मधुर स्वरों का रसास्वादन अवश्य करें, पर इसके साथ ही घूमने जाते वक्त अपने साथ पेयजल ले जाना न भूलें।

छोटा परदा और दिल

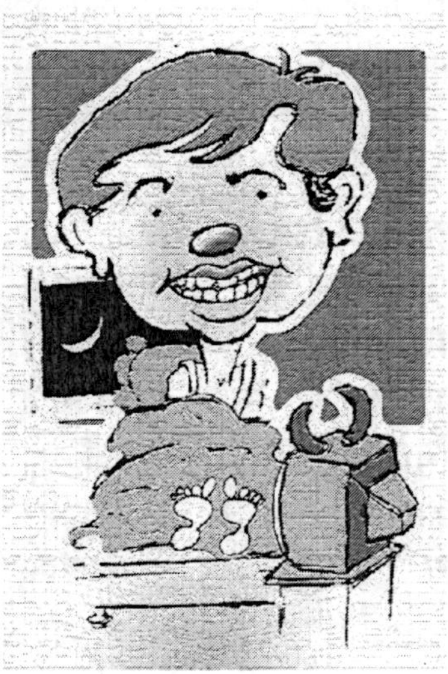

टेलीविजन के परदे पर दिखाई जानेवाली फिल्में और दूसरे प्रोग्राम हमारे मन-मस्तिष्क को प्रभावित करते ही हैं, उनसे हमारे हृदय, संचार और बचाव (इम्यून) प्रणाली पर भी काफी गहरा असर पड़ता है। इस विषय पर दो अलग-अलग अध्ययनों की रपटें हाल ही में देखने में आई हैं। इनके मुताबिक छोटे परदे पर मार-धाड़ या कोई भी आक्रामक दृश्य देखने से दिल की धड़कनें न सिर्फ तेज हो जाती हैं, बल्कि उनके बेतरतीब होने का भी डर रहता है और अगर लंबे समय तक यह सिलसिला बना रहे तो दिल दगा भी दे सकता है। उधर इम्यून प्रणाली के डगमगा जाने से तरह-तरह की बीमारियाँ होने का खतरा होता है।

इस विषय पर हुए अध्ययनों के वैज्ञानिक ब्योरे काफी चौंका देनेवाले हैं। एक अध्ययन में लोगों को टेलीविजन पर हिंसात्मक दृश्य दिखाते हुए खास उपकरणों द्वारा उनकी हृदय-गति और रक्तचाप पर नजर रखी गई। देखा गया कि हिंसात्मक दृश्य देखने पर लोगों का रक्तचाप बढ़ गया और दिल सरपट दौड़ने लगा। खास बात यह थी कि पुरुषों में ये तब्दीलियाँ उसी समय नजर आईं, जब हिंसा किसी पुरुष के विरुद्ध दिखाई गई। यही बात महिलाओं पर भी लागू हुई यानी अगर परदे पर कोई महिला प्रताड़ित होते हुए दिखाई गई, तो उनके दिल और रक्तचाप पर प्रतिकूल असर हुआ।

इसके मायने बिलकुल साफ हैं। दरअसल दर्शक परदे के पात्र में कहीं-न-कहीं अपनी छवि पा लेते हैं या उससे इतने गहरे जुड़ जाते हैं कि उसके साथ हिंसा होते देख, उन्हें अपना अस्तित्व खतरे में पड़ता मालूम होता है। इससे उनके तन और मन पर विपरीत प्रभाव पड़ता है।

दूसरे अध्ययन में शारीरिक हिंसा के दृश्य दिखाने के बाद चालीस दर्शकों के मूत्र के नमूने जाँचे गए। मालूम हुआ कि उनमें तनाव से उपजनेवाले स्ट्रेस हार्मोन की मात्रा असामान्य रूप से अधिक थी। यह अध्ययन सान डियागो (अमेरिका) की सोसाइटी ऑफ बिहेवियरल मेडिसिन की वार्षिक बैठक में प्रस्तुत किया गया। ड्यूक यूनिवर्सिटी मेडिकल सेंटर के व्यवहार-चिकित्सा (बिहेवियर मेडिसिन) विभाग के प्रोफेसर डॉ. रेडफोर्ड विलियम्स का मत था कि इन खोजों से साफ हो जाता है कि छोटे परदे पर दिखाए जानेवाले कार्यक्रमों का हमारे स्वास्थ्य पर स्पष्ट प्रभाव पड़ता है, जो हमारे दिल और रक्त-संचार-प्रणाली की सेहत के लिए खासतौर से नुकसानदेह सिद्ध हो सकता है।

केबल टेलीविजन के ज्यादातर चैनल्स और दूरदर्शन पर दिखाई जानेवाली अधिकतर हिंदी-अंग्रेजी फिल्मों और प्रोग्रामों में जितनी हिंसा शुमार रहती है, उससे तो शायद अच्छे-अच्छों के दिल बैठ जाएँ। क्या ऐसी फिल्में या धारावाहिक बनानेवालों को अपना सामाजिक दायित्व याद कराना हमारा धर्म नहीं हो जाता? खासतौर से इस युग में, जब बच्चे स्कूल से आते ही टेलीविजन खोलकर बैठ जाते हैं।

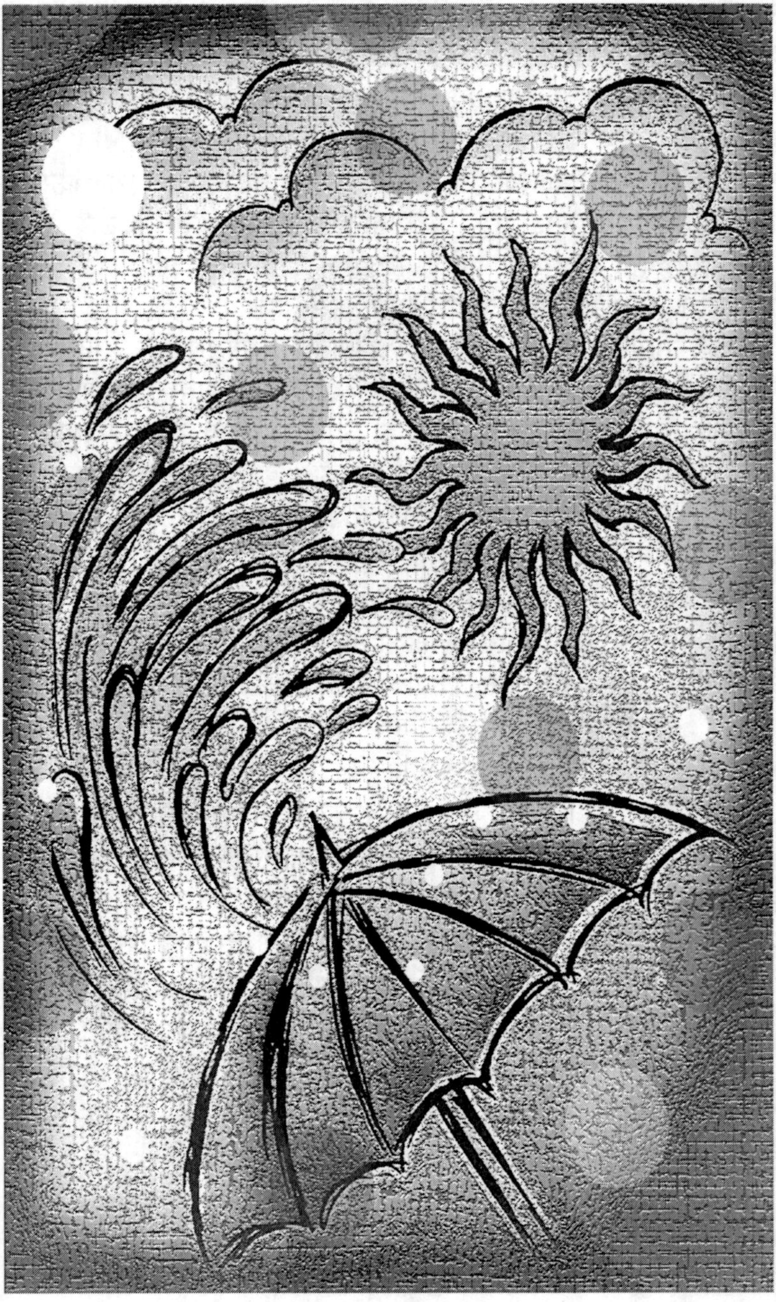

अब के इस मौसम में
कोयल आज बोली है
पहली बार !

टूसों को उमगे कई दिन हो गए
टेसू को सुलगे कई दिन हो गए
दरक गए केलों के पात
लेते ही करवट
तेजाब की फूहारें
छिड़कने लगा सूरज
मुँह बा. दिया कलियों ने

अब के इस मौसम में
कोयल आज कूकी है
पहली बार !

नागार्जुन
('अब के इस मौसम में' से)

चौथा खंड

मौसम के साथ

लू और गरमी से कैसे बचें

गरमियों में देश के अधिकांश मैदानी हिस्से भयंकर गरमी से जूझ रहे होते हैं। तापमान दिनोंदिन असहनीय होता जाता है और तेज लू बदन पर अंगारों की तरह चुभने लगती है। पर बेचारा शरीर जैसे-तैसे अपने को बचाने के लिए पुरजोर कोशिश करने में जुटा रहता है। उसमें सक्रिय कई प्रकार की प्राकृतिक प्रक्रियाएँ इस प्रयत्न में रहती हैं कि कैसे भी शरीर का आंतरिक तापमान बढ़ने न पाए। बदन से छूट रहा पसीना ऐसे समय में शरीर को सबसे अधिक ठंडक देता है। अगर हवा में अधिक नमी न हो, तो हर घंटे शरीर पसीने के जरिए 900 किलो कैलोरी ऊष्मा को खारिज करता रहता है। मुँह, नाक और श्वास प्रणाली के सभी अंगों की सतह से भी भीतरी ऊष्मा वाष्प बनकर खारिज होती रहती है। त्वचा में दौड़ रहे रक्त की धमनियाँ भी गरमी से पिंड छुड़ाने के प्रयास में खुल जाती हैं, जिससे त्वचा अधिक लाल दिखने लगती है। ये सब प्रक्रियाएँ शारीरिक अंग-प्रत्यंग द्वारा उसे ठंडा रखने के प्राकृतिक प्रयत्न कहे जा सकते हैं। लेकिन इन प्रक्रियाओं में शरीर को बहुत बड़ी मात्रा में नमक और पानी से हाथ धोना पड़ता है।

इसीलिए शरीर कुछ ऐसा भी करता है कि उसके भीतर की मशीनरी

में कम-से-कम ऊष्मा उपजे। गरमी के दिनों में हमारी भूख का कम हो जाना और बदन पर सुस्ती छाए रहना इसी बचाव-प्रक्रिया के दो चिर-परिचित लक्षण हैं।

इन मुश्किल परिस्थितियों में यह जरूरी हो जाता है कि हम शरीर

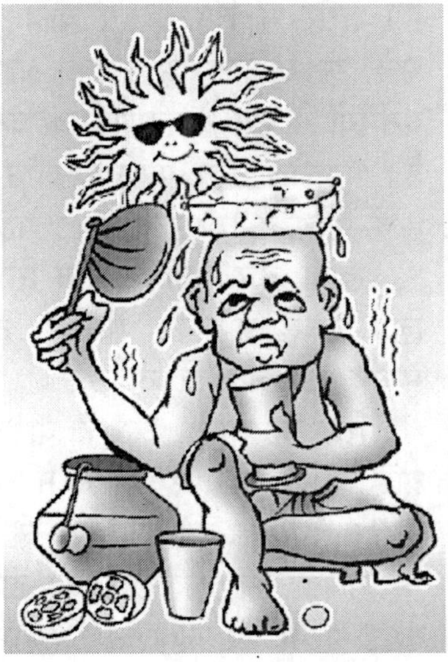

की सुरक्षा के लिए कुछ छोटी-छोटी सावधानियाँ अवश्य बरतें :

- रोजाना अधिक मात्रा में पानी, दूसरे पेय पदार्थ और नमक से युक्त चीजें लेते रहें, ताकि शरीर में पानी और नमक की भरपाई होती रहे। दादी-माँ के नुस्खे इस दृष्टि से अति उत्तम हैं। कच्चे आम से तैयार किया गया अमरस, शिकंजी, पुदीने की चटनी, नीबू पानी, कच्चे प्याज का रस, छाछ, लस्सी और तरह-तरह के प्राकृतिक रसों से बने शरबत लेने से शुष्क हो रहे गले को तो राहत मिलती ही है, साथ-साथ भीतर की बेचैनी भी दूर होती है।

ताजा फल और शाक-सब्जियाँ भी शरीर में पानी और इलैक्ट्रोलाइट्स की पूर्ति करने में सहायक सिद्ध होते हैं।

गरमियों के दिनों में कमजोरी महसूस होने पर एक लीटर पीने के पानी में एक छोटा चम्मच नमक, दो चुटकी मीठा सोडा, जरा सा नींबू और चीनी मिलाकर घोल तैयार कर उसे पीने से आराम पहुँचता है।

- गरमियों में पहनने के वस्त्र भी मौसम के अनुकूल होने जरूरी हैं। शरीर से चिपके तंग वस्त्र शारीरिक रूप और आकृति को भले ही अधिक आकर्षक और लुभावना बना देते हों, पर गरमियों में ऐसे आकर्षणवर्धक वस्त्रों से बचे रहने में ही समझदारी है। भड़कीली तंग पोशाक, जींस और शॉर्ट्स पहनने की बजाय हल्के-फुल्के और खुले कपड़े पहनना गरमियों में बेहतर है।

खादी और सूती वस्त्र न सिर्फ स्वदेशी हैं, बल्कि गरमियों के लिए सबसे उपयुक्त भी हैं। टेरीन और सिंथेटिक वस्त्र सर्द मौसम के लिए ही ठीक हैं।

सिर पर साफा, ओढ़नी या टोपीचाहे वह किसी फैशनेबल ब्रांड की ही हो, पहने रहने में भी अच्छाई है। गोरे साहब लोगों ने इसलिए बड़े-बड़े टोप पहनने की परंपरा डाली थी।

कपड़ों का हल्के रंग का होना भी अच्छा है। गहरे रंग के कपड़े गरमी को जज्ब कर और मुश्किल खड़ी कर देते हैं, जबकि हलके रंग के कपड़े बाहर से ही गरमी को अलविदा कह देते हैं।

समय-समय पर स्नान करते रहने से भी बदन को ठंडक पहुँचती है। किसी को लू लग जाए तो उसके बदन पर ठंडे पानी की पट्टियाँ रखना और पंखा चलाकर रखना आराम पहुँचाता है।

राजमहलों और रजवाड़ों में शाही हमाम इसी लक्ष्य से बनाए जाते थे। आज, म्युनिसिपैलिटी की मेहरबानी रहे, तो यह सुख आम जनता भी उठा सकती है, पर भारतवासियों की किस्मत इतनी अच्छी कहाँ !

आखिर में बच्चों के लिए एक विशेष चेतावनी! स्कूल बन्द होने के कारण मन कितना ही उचाट क्यों न हो, दिन में बाहर निकलकर खेलना-कूदना ठीक नहीं है। सचिन की तरह बल्ला घुमाने के चक्कर में यह न हो कि आप सूर्य देवता के हाथों

क्लीन बोल्ड हो जाएँ। खेलें, मगर छाया में, कोई ऐसा खेल जिसमें ज्यादा दौड़-धूप न हो और ध्यान रहे, खूब मात्रा में पानी पीते रहें, ताकि छुट्टियाँ हँसते-खेलते बीतें।

कैसे करें गरमी का सामना

जब भारत में गरमी अपने पूरे जोरों पर होती है, तब कुछ भी अच्छा नहीं लगता, सिवाय ठंडे पानी से नहाने और रसीले अलफांसो आम के। यहाँ तक कि यह आनंद भी बेरहम धूप से मिलनेवाले असह्य कष्ट के चलते फीके महसूस होते हैं। ज्यों-ज्यों पारा एक बदमिजाज आदमी के गुस्से की तरह चढ़ता चला जाता है, गरम हवाएँ भी उसका साथ देने लगती हैं। तटीय इलाकों में, हवा में जोरों से बढ़ती नमी कष्ट और बढ़ा देती है। रंक से लेकर राजा तक इसकी चपेट में आ जाते हैं, हालाँकि, जाहिर है, सबसे ज्यादा मुसीबत का सामना दीन-हीनों को ही करना पड़ता है।

गरमी अपने साथ जिन-जिन तकलीफों को लाती है, उनकी संख्या बहुत अधिक है।

इनमें से सबसे कम नुकसानदेह तकलीफ है गरमी के कारण जिस्म में पैदा होनेवाली मरोड़ें। ये मरोड़ें ऐसी स्थितियों में पैदा होती हैं जिनके चलते जिस्म से बहुत बड़ी मात्रा में द्रव और आयरन खारिज हो जाते हैं। यह क्षति अत्यधिक पसीना बहने से होती है। बाहरी तापमान बहुत अधिक न होने के बावजूद यदि कोई व्यक्ति कठोर व्यायाम या कोई कड़ा काम करता है तो उसके परिणामस्वरूप भी जिस्म से ज्यादा पसीना खारिज हो सकता है। यदि कपड़े मौसम के अनुकूल नहीं हैं तो भी शरीर को नुकसान पहुँच सकता है। आमतौर पर अच्छी सेहत के मालिकों को ही यह तकलीफ होती है और वह भी ज्यादातर उनकी अपनी ही गलतियों के कारण। जरूरी आयनों के जिस्म से खारिज हो जाने के कारण जिन मांसपेशियों पर हमारा चेतन नियंत्रण होता है उनमें मरोड़ें उठने लगती हैं। अंगों, जैसेपाँव, टाँगों, पटों और बाजुओं की मांसपेशियाँ आमतौर पर सबसे अधिक प्रभावित होती हैं, क्योंकि

शारीरिक कार्यकलाप का सबसे ज्यादा जोर उन्हीं पर पड़ता है। इसका इलाज बहुत सीधा-सादा है। नमक मिला पानी बहुत अधिक मात्रा में पियें। यदि चाहें तो उसमें नीबू और चीनी भी मिला सकते हैं। मरोड़ें जल्द ही दूर हो जाएँगी।

कभी-कभी ऐसी मरोड़ें पेट की मांसपेशियों में भी पैदा हो जाती हैं और उस समय तकलीफ और भी बढ़ जाती है, जब पेट का कोई अंदरूनी अवयव इस दर्द से ज्यादा प्रभावित हो उठता है। कभी-कभी तो ऐसे रोगी का पेट चाक कर दिया गया, यह पता लगाने के लिए कि भीतर क्या खराबी है, हालाँकि भीतरी द्रवों और इलेक्ट्रोलाइटों को बदल देने मात्र से ऐसी तकलीफ पूरी तरह से ठीक हो सकती थी।

बच्चों और खिलाड़ियों को भी इस बारे में पूरा खयाल रखना चाहिए कि उनके जिस्म में द्रवों और इलेक्ट्रोलाइटों की मात्रा उस समय सही-सही मात्रा में बनी रहे जब वे गरमी के वातावरण में खेल रहे होते हैं। यदि आप खिलाड़ी हैं तो आपको यह बात हमेशा गाँठ बाँध रखनी चाहिए, वरना आप अपनी टीम के पस्त खिलाड़ी साबित हो सकते हैं।

गरमियों में बच्चों का स्कूल में सुबह की प्रार्थना-सभाओं में बेहोश हो जाना एक आम बात है। ज्यादा देर तक खड़े रहने से भी ऐसी स्थिति पैदा हो सकती है, घुटन-भरा वातावरण और व्यायाम भी इसका कारण बन सकता है।

इसी कारण स्कूलों के अध्यापकों, मुख्याध्यापकों, मुख्याध्यापिकाओं और उनके मैनेजमेंट को समझदार और वैज्ञानिक रूप से अधिक सही नीतियाँ अपनानी चाहिए। टाइयाँ लगाए और कमीजों के कफ बंद किए बच्चे भले ही अधिक चुस्त और स्मार्ट दिखाई दें, और भले ही अंग्रेजी राज के समय से ऐसी पोशाक चली आ रही हो; किंतु भारत में मौसमी हालात को देखते हुए ऐसी पोशाकों का कोई तुक नहीं बैठता। उन्हें हटाकर आरामदेह फिटिंग और डिजाइनवाली उपयुक्त कपड़े की पोशाकें लागू की जानी चाहिए। उसी प्रकार स्कूलों को, गरमी के उतने महीनों के लिए जिनके दौरान पढ़ाई चलती रहती है, पैरों में डालने के लिए हवादार सैंडलों की इजाजत देने पर भी विचार करना चाहिए, भले ही

यह सुझाव कुछ ज्यादा परंपरा-विरुद्ध और अतिवादी भी क्यों न प्रतीत हो! सुबह की प्रार्थना-सभाएँ और भाषण आदि भी बड़े हॉल में या कक्षा के अपने-अपने कमरे में आयोजित किए जाने चाहिए, जहाँ अपेक्षाकृत अधिक आरामदेह वातावरण रहता है, फिर चाहे बच्चों को दूसरी कक्षाओं के विद्यार्थियों का साथ पाने और कुछ को उचित श्रेय

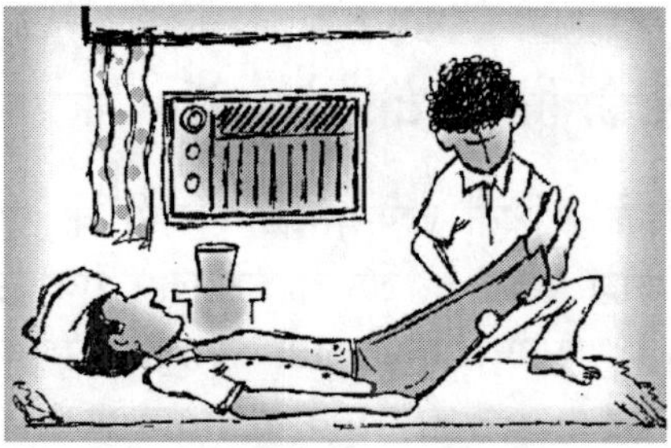

हासिल करने से वंचित भी क्यों न रहना पड़े।

शारीरिक व्यायाम बच्चों के भले के लिए ही होता है; किंतु कुछ जरूरत से ज्यादा उत्साही शिक्षक इस मूल सिद्धांत को भूल जाते हैं। उन्हें अपना दृष्टिकोण बदलने की जरूरत है।

जब ऐसी स्थिति पैदा हो जाए, तो क्या करना चाहिए? इसके बारे में कुछ हिदायतें नीचे दी गई हैं। अध्यापक या सजग नागरिक होने के नाते यदि आप किसी को गरमी के कारण बेहोश होते देखें तो निम्नलिखित सीधे-सादे उपाय अपनाएँ :

- दूसरे लोगों की मदद से ऐसे व्यक्ति को छायादार जगह या यदि हो सके तो किसी एयरकंडीशनर अथवा ठंडे कमरे में ले जाएँ।
- उस व्यक्ति को लिटाकर उसकी टाँगों और पाँवों को उसके सिर से आठ से बारह इंच तक ऊपर उठा लें।
- उसके सिर पर ठंडे तौलिए रख दें।
- जैसे ही वह पूरी तरह से होश में आ जाए उसे नमक मिला ठंडा पानी घूँट-घूँट करके पिलाएँ। आठ औंस पानी के गिलास में एक छोटा चम्मच नमक मिला हो। एक घंटे तक हर पंद्रह मिनट के बाद उसे आधा-आधा गिलास पिलाएँ।

हाँ, एक जरूरी बातयदि आप देखें कि रोगी अर्ध-चेतन अवस्था में है, तो उसे जबरदस्ती द्रव पिलाने की कोशिश न करें। ऐसा व्यक्ति बेहतर प्रशिक्षण-प्राप्त व्यक्ति की सहायता से ही ठीक हो सकता है। उसे जल्दी से नजदीक के अस्पताल ले जाकर आपातकालीन विभाग में इलाज के लिए भरती करा दें।

गरमियों में भाग-दौड़ से बचें

वातावरण के अधिक तापमान और नमी के बावजूद यदि आप मैराथन दौड़ का जोश रखते हैं, तो आपके लिए एक उपयोगी नुस्खा यहाँ दिया जा रहा है। पर्याप्त एहतियाती उपाय किए बिना यदि आपको छोटी दौड़ भी दौड़नी पड़े, तो अनुकूल वातावरण न होने पर आपको हार का मुँह देखना पड़ सकता है। आप दौड़-धूप से होनेवाले आघात के शिकार हो सकते हैं, जिन्हें डॉक्टर 'सिंड्राम ऑफ एक्जर्शनल हीट इंजरी' कहते हैं। तेज धूप से होनेवाला 'सन स्ट्रोक' अथवा ताप-आघात, जिसे लोग ज्यादा बेहतर जानते हैं, इसका अधिक गंभीर रूप होता है, जो कभी-कभी घातक भी सिद्ध हो सकता है; किंतु दौड़-धूप से होनेवाले ताप-आघात के शिकार व्यक्तियों को पसीना खूब आता है और इस कारण उनका शारीरिक तापमान अपेक्षाकृत काफी नीचे बना रहता है। (102 डिग्री फारेनहाइट से 104 डिग्री फारेनहाइट के बीच, जबकि ताप-आघात में तापमान 106 डिग्री फारेनहाइट या इससे अधिक रहता है।)

दौड़-धूप से होनेवाले ताप-आघात से पीड़ित व्यक्तियों में कई किस्म के लक्षण उभर आते हैं, जैसेसिरदर्द, छाती और बाजुओं के ऊपरी हिस्से की त्वचा का रोमांचित हो उठना, कँपकँपी होना, जल्दी-जल्दी साँस लेना, उबकाई, कै आना, मांसपेशियों की ऐंठन, चलने की कोशिश करने पर कदमों का डगमगाना, बाजुओं, हाथों, उँगलियों और टाँगों का बिना वजह और जब-तब हर बात पर उठना और बोलने में तारतम्य का अभाव, आदि। कुछ व्यक्ति ऐसी हालत में बेहोश भी हो सकते हैं। यदि समय पर उपचार न किया जाए तो हालत बिगड़ भी सकती है। इसलिए यह जरूरी है कि समय

पर ही उपचार शुरू कर दिया जाए :

- रोगी को गीली, ठंडी चादर से लपेट दें। इससे उसके शरीर का भीतरी तापमान नीचे आ जाएगा।
- रोगी के बाजुओं और टाँगों की मालिश करें। इससे उसके दिल से शरीर के अगले अंगों तक खून के दौरे में सुधार आएगा। किसी रोगी का प्रथम उपचार करते समय ठंडे पानी और चादरों की व्यवस्था होने तक, सबसे पहले इस प्रकार की मालिश शुरू कर देनी चाहिए, जो काफी कारगर सिद्ध होती है।
- घूँट-घूँट करके उसे बर्फीला ठंडा पानी पिलाएँ। इससे वह ताजगी महसूस करने लगेगा। ताप-आघात के रोगी को नमक मिला

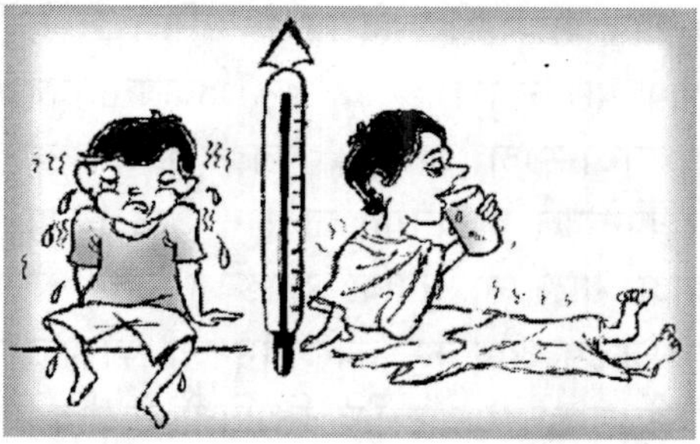

पानी हरगिज न पिलाएँ।

- रोगी को नजदीकी अस्पताल के आपातकालीन विभाग में ले जाएँ, डॉक्टर उसकी स्थिति को देखते हुए उपयुक्त निर्णय लेकर नाड़ियों के जरिए नमक मिला ग्लूकोस देकर एक-आध दिन के लिए अपनी निगरानी में रख सकता है।

लेकिन जैसा कि समझदार लोगों का कहना है, एहतियात इलाज से बेहतर होती है, इसलिए क्यों न पहले से ही एहतियाती कदम उठा लिये जाएँ। श्रमजन्य ताप-क्षति का बचाव इस प्रकार किया जा सकता है :

- आपको जितनी दौड़ लगानी है, उससे आप सुबह-सुबह ही निपट लें। उस समय हवा का तापमान और नमी शरीर के अधिक अनुकूल होते हैं।

- दौड़ की शुरुआत खूब पानी पी लेने के बाद करें। दौड़ से दस मिनट पहले कम-से-कम 300 मि.ली. पानी पिएँ।
- दौड़ के दौरान हर तीन-चार किलोमीटर के बाद 250 मि.ली. पानी पीते रहें। पानी बिलकुल सादा हो। नमक और ग्लूकोस मिला पानी मत पिएँ।
- धावकों की सुविधा के लिए संयोजकों को कुछ-कुछ किलोमीटरों के फासले पर सहायता-केंद्र स्थापित करने चाहिए। इन केंद्रों पर आपातकालिक चिकित्सा-व्यवस्था उपलब्ध होनी चाहिए।
- अपनी दौड़ की आखिरी पालियों के दौरान अपनी गति में बहुत तेजी मत लाएँ।
- दौड़ से पहले मदिरापान हरगिज न करें।

आप पूछ सकते हैं कि इन हिदायतों की क्या जरूरत है? इसका जवाब सीधा-सादा सा है। जब दौड़-धूप के कारण ताप-आघात के शिकार होनेवाले व्यक्तियों का खून टेस्ट किया जाता है, तो उनके खून में ज्यादा गाढ़ापन, ज्यादा सोडियम और जिगर तथा मांसपेशियों में ज्यादा एंजाइम और कम कैल्शियम एवं फॉस्फेट पाए जाते हैं। एहतियाती उपाय केवल इन अवांछनीय स्थितियों से बचने के लिए हैं। नमक मिले घोल से परहेज करने का कारण भी यही है।

कुछ लोगों को ऐसे मामलों में ज्यादा सावधान रहने की जरूरत है। वैसे तो कोई भी व्यक्ति दौड़-धूप से होनेवाले ताप-आघात से प्रभावित हो सकता है; किंतु अपेक्षाकृत बड़ी उम्र के व्यक्तियों और उन व्यक्तियों को जिनका रक्तचाप ज्यादा रहता है या जिनका वजन ज्यादा हो अथवा जो पहले कभी ताप-आघात का शिकार हो चुके हों या जो लंबे अरसे से मदिरापान करते रहे हों, उन पर इसका ज्यादा और जल्दी असर पड़ता है। यह नियम हर उस विकार पर लागू होता है, जो बाहर के तापमान के बढ़ने से पैदा होता है।

गरमी जब बेध जाए तन को

अप्रैल से जून तक के महीने देश के अधिकांश मैदानी हिस्सों में बेइंतहा

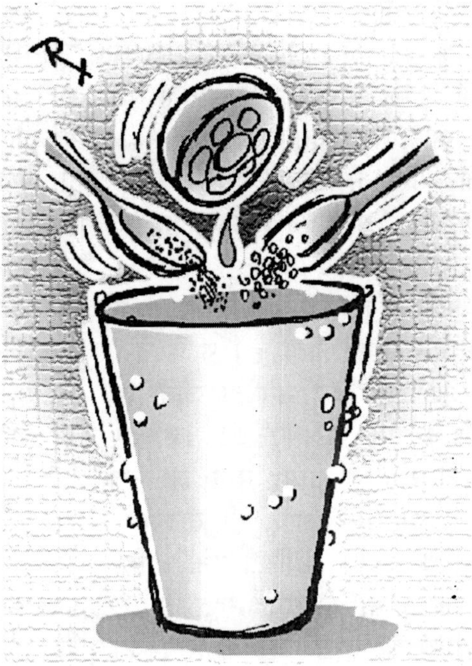

गरमी के होते हैं। कुछ इलाकों में तो दिन का तापमान 48 डिग्री सेल्सियस से भी ऊपर चला जाता है। ऐसे में देह तरह-तरह की परेशानियों से घिर जाती हैमांसपेशियों में ऐंठन, बदन में थकावट और आलस्य छा जाने जैसी समस्याएँ आम होती हैं। स्थिति कभी-कभी बहुत नाजुक भी हो उठती है। जिस्म को भीतर तक बेध गई गरमी ताप-आघात में बदल सकती है।

इन स्थितियों की पहचान और उपचार के बारे में जानकारी होना हर किसी के लिए जरूरी है।

ताप-ऐंठन इस मौसम की एक आम समस्या है। शरीर में नमक की कमी हो जाने से बाँहों, टाँगों या पेट की मांसपेशियों में दर्द-भरी ऐंठन होने लगती है। इसका उपचार बहुत आसान होता हैएक लीटर पेय जल में एक छोटा चम्मच नमक, थोड़ी सी चीनी और नीबू मिलाकर पी लें तो कुछ ही देर में ऐंठन शांत हो जाती है।

तेज गरमी में बाहर रहने और कड़ी मेहनत करने से जब जिस्म में पानी और नमक की कमी हो जाए तो आदमी ताप-शिथिलता से घिर सकता है। यदि पहले से बदन कमजोर हो या उलटी-दस्त लगे हों, तो इसका खतरा और बढ़ जाता है। ऐसे में प्रारंभिक लक्षण पहचानना महत्त्वपूर्ण होता हैमसलन, सिर में दर्द, चक्कर आना, भूख न लगना, मितली की शिकायत, गुस्सा और झुँझलाहट, ये महसूस हों तो खतरे के प्रति सचेत हो जाना चाहिए। ऐसे में जिस्म में पानी की कमी हो जाने पर भी प्यास नहीं लगती। रंग पीला पड़ जाता है, बेहद कमजोरी आ जाती है। रक्तचाप गिर जाता है। नब्ज तेज चलने लगती है। त्वचा गरमी के बावजूद ठंडी और नम हो जाती है।

थोड़ी-थोड़ी देर पर बार-बार ठंडे पेय लेते रहने या नींबूपानी पीते रहने से इस समस्या से प्रायः बचा जा सकता है। पर यदि ताप-शिथिलता के लक्षण उभर आएँ, तो तत्काल उपचार की जरूरत होती है। ऐसे व्यक्ति को छाया में लिटा देना चाहिए। उसके पाँवों को ऊँचा कर टाँगों को मलना भी फायदेमंद रहता है। उसे पेय जल में एक छोटा चम्मच नमक मिलाकर तुरंत पीने के लिए दें। यदि वह इसे पी सकने में असमर्थ हो या उसकी हालत सुधर न रही हो, तो तुरंत उसे डॉक्टर के पास ले जाएँ। ऐसे में नस से नमक और पानी चढ़ाना जरूरी हो जाता है।

ताप-आघात गरमी लगने से होनेवाली सबसे गंभीर स्थिति है। इसी को 'हीट स्ट्रोक' भी कहा जाता है। इसमें पसीना आना बंद हो जाता है। त्वचा गरम और शुष्क हो जाती है और जिस्म बहुत तेज बुखार से तपने लगता है। ये लक्षण प्रायः एकाएक पैदा होते हैं और आदमी थोड़े ही समय में बेहोश हो जाता है। यह बेहोशी चंद घंटों में कोमा में तब्दील हो सकती है। उपयुक्त उपचार न मिलने पर यह अवस्था घातक साबित हो सकती है।

ताप-आघात के रोगी में शरीर के तापमान को तुरंत कम करना पहली जरूरत होती है। इसी से उसका जीवन बचाया जा सकता है। इसके लिए उसे छाया में लिटाकर उसके वस्त्रों को उतार दें और सारे शरीर पर ठंडा पानी डालें या एक गीली ठंडी खुली चादर में उसे ऐसे

लपेट दें कि हवा आसानी से आती-जाती रहे। उसे पंखे से हवा करें। (सुविधा हो तो बरफवाले ठंडे पानी का एनिमा देना भी उपयोगी होता है।) हर दस मिनट पर तापमान की जाँच करते रहें। जब शरीर का तापमान घटकर 38 डिग्री सेल्सियस तक पहुँच ज़ाए तो शरीर पर ठंडा पानी डालना बंद कर दें। उसी समय डॉक्टरी सहायता लें।

गरमी से पैदा होनेवाली इन आपात-स्थितियों से बचे रहने के लिए यह जरूरी है कि दिन-भर खूब मात्रा में पेय पदार्थ लें और कुछ नहीं, तो नमक मिला नीबूपानी ही लेते रहें। साथ ही हलके रंग के खुले कपड़े पहनें। धूप में ज्यादा देर न चलें और शारीरिक श्रम से बचें। घर से साथ में पेय जल लेकर चल सकें तो बेहतर होगा। इधर-उधर खोंचा लगाकर कटे हुए फल, रस बेचनेवालों से कुछ लेकर न खाएँ-पीएँ। बच्चों और बूढ़ों के लिए ये सावधानियाँ और भी जरूरी हैं।

घमौरियों की चुभन

मानसून के दिनों में जब हवा में नमी बढ़ जाती है और तापमान हमें झुलसाने लगता है, तो हमारी कंचन-काया बेदम हो जाती है। कुदरत ने हमारे शरीर को ऐसा बनाया है कि बाहरी पर्यावरण की स्थिति चाहे

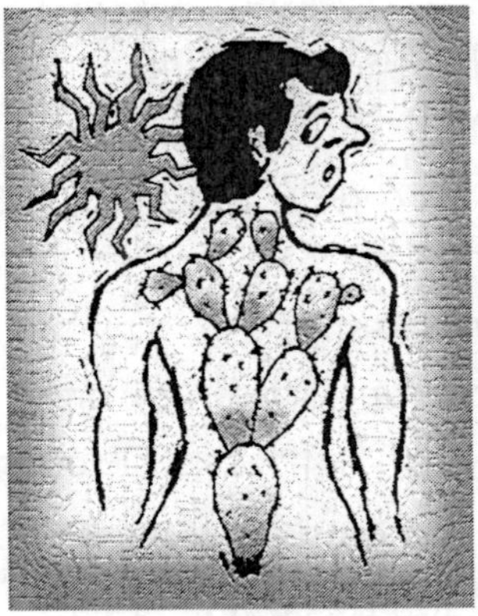

कैसी भी हो, इसका भीतरी तापमान स्थिर बना रहता है। जरूरत पड़ने पर शरीर पसीना बहाकर अपनी रक्षा करता रहता है। हमारी त्वचा पर

से वाष्प बनकर उड़नेवाला एक ग्राम पानी हमारे शरीर का 0.6 कि. कैलोरी ताप हर लेता है। किसी ज्यादा गरमीवाले दिन, पसीना निकलने की दर 1600 मि. ली. प्रति घंटा तक हो सकती है। इस हिसाब से जब तक वातावरण में गरमी बनी रहेगी, तब तक हमारे शरीर से 960 कि. कैलोरी प्रति घंटा खारिज होती रहेगी।

गरमी खारिज होने की इतनी दर बराबर बनी रहे, इसके लिए जरूरी है कि हमारी पसीने की ग्रंथियाँ बिना मंद पड़े कारगर ढंग से काम करती रहें; किंतु वातावरण में गरमी और नमी की हालत में कभी-कभी ज्यादा कार्य कर लेने से इन ग्रंथियों के हवा मार्ग बंद हो जाते हैं। ऐसी स्थिति पैदा होने पर पसीना उनके भीतर जमा हो जाता है और वह त्वचा तक नहीं पहुँच पाता। जब एक सीमा के बाद पसीना हवा मार्गों में और अधिक जमा नहीं हो पाता तो वे त्वचा से ठीक नीचे की सतह के भीतर फट पड़ते हैं। पसीना उस सतह पर ढरकने लगता है और त्वचा में एक जलन और चुभन का अहसास होने लगता है।

इसके परिणामस्वरूप छोटी-छोटी घमौरियाँ उभर आती हैं, जिनके इर्द-गिर्द की त्वचा लाल हो उठती है और जलन होने लगती है। बड़े जोर की खुजली होती है और छोटे-छोटे छाले भी निकल आ सकते हैं, जो पस से भरे हो सकते हैं। शरीर के जो हिस्से कपड़ों से छू रहे होते हैं वहाँ ऐसे छाले सबसे अधिक होते हैं। शरीर के ऊपरी हिस्से, धड़ और ऊपरी अंगों और जाँघों के भीतरी हिस्से को सबसे ज्यादा मुसीबत झेलनी पड़ती है।

अधिकतर घमौरियाँ काफी तकलीफदेह होती हैं। इनसे जलन और खुजली पैदा होती है। जब तक इनका जोर और फैलाव बहुत ज्यादा न हो, इनसे स्वास्थ्य को कोई बड़ा खतरा नहीं होता।

पर्यावरणीय स्थितियों के कारण विश्व के इस हिस्से में घमौरियाँ निकलना एक आम बात है। ज्यादातर छोटे बच्चे और मोटे व्यक्ति इनके शिकार बनते हैं। इसका कारण यह है कि अन्य लोगों की अपेक्षा इन्हें पसीना अधिक आता है।

घमौरियों से छुटकारा पाने के लिए इन बातों को ध्यान में रखा जाना चाहिए, कोशिश करनी चाहिए कि पसीना कम-से-कम आए और

पसीना निकलने के छिद्र बंद न हों। इसलिए सबसे अच्छा यही होगा कि काम करने और रहने की जगहों पर तापमान को नियंत्रित रखा जाए और नमी भी वाजिब मात्रा में हो। इसका सबसे बढ़िया इलाज है वातानुकूलित या एयरकंडीशनर कमरा, बशर्ते कि बिजली बोर्ड का बिल आपके लिए भारी नं पड़े। आम विश्वास के विपरीत बार-बार नहाने, साबुन का ज्यादा इस्तेमाल करने से गुरेज करना चाहिए। खुरदरे कपड़ों से बचना चाहिए और गैरजरूरी तौर पर दवा का इस्तेमाल भी नहीं किया जाना चाहिए, क्योंकि त्वचा को हल्का सा नुकसान पहुँचने पर भी पसीने के छिद्र और ज्यादा बंद हो सकते हैं तथा इससे हालत और भी बिगड़ सकती है। सादा टेलकम पाउडर या केलामिन लोशन इसका सबसे अच्छा घरेलू इलाज है। केलामिन जिस्म को ठंडक पहुँचाता है और खुजली से राहत देता है। यह दिन में दो से चार बार लगाया जाना चाहिए। कुछ मामलों में विटामिन-सी (एस्कॉर्बिक एसिड) की एक ग्राम प्रतिदिन की खुराक भी फायदा पहुँचाती है।

किंतु सबसे अच्छा होता है एहतियाती कदम उठाना, जिनमें शामिल हैं :

- जहाँ तक संभव हो, ठंडे और नियंत्रित तापमानवाले वातावरण में रहें।
- नहाने के लिए हेक्सोक्लोरोफेन मिले हल्के साबुन का इस्तेमाल करें।
- तेज साबुन का इस्तेमाल हरगिज नं करें।
- ढीले-ढाले सूती वस्त्र पहनें। उन्हें बार-बार बदलते रहें। धोने के बाद कपड़ों को पानी में अच्छी तरह से खँगाल लिया जाए।
- यदि आपका वजन ज्यादा हो तो उसे कम कर लें और मदिरा, शराब तथा मसालों से बचें, क्योंकि इनके इस्तेमाल से पसीना ज्यादा आता है।

स्विमिंग पूल पर एहतियात और शिष्टाचार

महानगरों में जब गरमी का प्रकोप बढ़ने लगता है और तापमान 42

डिग्री या उससे भी ऊपर चला जाता है, तो जी करता है किसी स्विमिंग पूल पर जाकर शीतल और आरामदेह पानी में डुबकियाँ लगाई जाएँ। तैराकी गरमियों का एक स्वास्थ्यकर और स्फूर्ति प्रदान करनेवाला खेल तो है ही, इसके अलावा हमें शीतलता पहुँचाकर वह गरमी से पछाड़ खाए हमारे शरीर, मन और आत्मा में फिर से जान फूँक देती है।

किंतु इससे पहले कि आप स्विमिंग पूल पर जाना आरंभ करें,

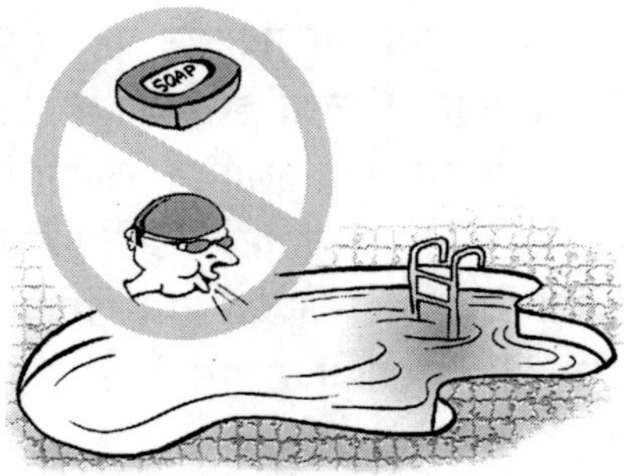

आपको कुछ ऐसे लाभदायक नियम जान लेने चाहिए जो स्वास्थ्य और सुरक्षित तैराकी के लिए जरूरी होते हैं।

स्वास्थ्यकर तैराकी की शुरुआत साफ-सुथरे पानी से की जानी चाहिए। स्विमिंग पूल का चयन ध्यानपूर्वक किया जाना चाहिए। पूल के रख-रखाव में मैनेजमेंट द्वारा और उसके इस्तेमाल में सदस्यों द्वारा बरती गई लापरवाही स्वास्थ्य के लिए खतरनाक सिद्ध हो सकती है और पूल को बीमारियाँ फैलानेवाले जीवाणुओं का तालाब बना सकती है। बहुत कम लोग ही यह जानते होंगे कि पानी सूक्ष्म जीवों के पोषण का अत्यंत अनुकूल माध्यम होता है और इसके जरिए रोगाणु आसानी से और बहुत जल्दी फैलने लगते हैं। तैराक चाहे जितनी भी कोशिश करें, थोड़ा-बहुत पानी उनके मुँह के भीतर चला ही जाता है। इसलिए उनके लिए हमेशा पानी से होनेवाले इन्फेक्शन का खतरा बना रहता है।

स्विमिंग पूल को साफ बनाए रखने के लिए हर सदस्य को सफाई के बुनियादी नियमों का पालन अवश्य करना चाहिए।

- पूल में दाखिल होने से पहले, पूरी तरह से निर्वस्त्र होकर साबुन

और पानी से शरीर को अच्छी तरह धोकर साफ कर लें। इसके लिए सभी स्विमिंग पूलों पर नहाने के कमरों की व्यवस्था होती है।

- सभी नहानेवालों को लघुशंका और यदि आवश्यक हो, तो दीर्घशंका से निवृत्त हो लेना चाहिए। अध्ययनों से पता चलता है कि एमोनिया, एल्ब्यूमिनाइड, ऑरगैनिक और नाइट्रेडों जैसे विलयों के रूप में जैव प्रदूषण एक बहुत ही आम बात है और तैराकों द्वारा व्यक्तिगत सफाई का खयाल न रखने के कारण ही यह प्रदूषण फैलता है।
- जब आप पूल में हों या पूल डेक पर खड़े हों तो थूकें नहीं और न ही कुल्ला करें, न नाक साफ करें। आँखों, कान, नाक और गले के इन्फेक्शन फैलाने के लिए स्विमिंग पूल बहुत बदनाम होते हैं और हममें से बहुत से लोग अनजाने में ऐसे रोगाणु अपने साथ ले आते हैं, जो दूसरों में इन्फेक्शन फैलाते हैं। यदि आपको त्वचा की कोई छूत हो या आँखें आई हुई हों अथवा नाक या कान बह रहा हो या किसी और ऐसी बीमारी से पीड़ित हों, जो दूसरों को लग सकती हो, तो जब तक डॉक्टर आपको इजाजत न दे, स्विमिंग पूल से दूर रहें।
- तैराकी के बाद भी यदि आप बाहर के पानी से नहा लें, तो बहुत अच्छा होगा।
- एक सक्रिय और सचेत सदस्य के नाते यह सुनिश्चित कर लें कि पूल के पानी को नियमित रूप से फिल्टर किया जाए, उसमें क्लोरीन मिलाई जाए और समय-समय पर उसका जीवाण्विक परीक्षण किया जाए। अच्छा यही होगा कि पूल के पानी का जीवाण्विक स्तर पीने के पानी के स्तर के बराबर हो।
- यह सुनिश्चित कर लें कि स्विमिंग पूल के आसपास की जगहों पर जिनमें नहाने के कमरे तक चलकर जाने के रास्ते और पूल डेक भी शामिल हैं, सफाई रखी जाए और वहाँ के जीवाणुओं, वायरस और फफूँदी को नष्ट करने के लिए सब जगहों को रोगाणु-मुक्त किया जाए।

- फफूँदी इन्फेक्शन, जिसके कारण पाँवों में दाद हो जाते हैं और जिसे ठीक करना बहुत मुश्किल होता है तथा पैपिलोमा वायरस के कारण पैदा होनेवाले पाँवों के बीच के मस्सों के प्रति सतर्क रहें एवं उनसे बचाव का पूरा ध्यान रखें। इसलिए पूल के आसपास नंगे पाँव घूमने की अपेक्षा स्लीपर पहने रहने में समझदारी है।
- इसी कारण नहाने के बाद पाँवों को, विशेषकर उनकी उँगलियों के बीच, अच्छी तरह से सुखा लेना चाहिए।
- तैराकी एक बहुत अच्छा व्यायाम है; किंतु आपको पानी की स्वच्छंता का हमेशा खयाल रखना चाहिए, चाहे अपने लिए ही सही। इसके अलावा संभावित दुर्घटनाओं के प्रति भी सतर्क रहें।
- कभी भी तैरने के लिए अकेले न जाएँ और शरीर को जरूरत से ज्यादा थकाएँ भी नहीं। यह सुनिश्चित कर लें कि गोताखोर आसपास जरूर हो। बेहतर हो, यदि सभी तैराक मुँह-से-मुँह के जरिए साँस लेने की प्रक्रिया जानते हों। यदि आप नियमित रूप से 'बे वाच' देखते हैं, तो यह काम आपके लिए मुश्किल नहीं होना चाहिए।

बारिशें और त्वचा की सार-सँभाल

झुलसाती गरमियों के बाद बारिशों की शुरुआत बहुत राहत देनेवाली होती है; किंतु हमारे अधिकतर नगरों में वर्षा के पानी की निकास-व्यवस्था सही न होने के कारण अधिकतर सड़कों, गलियों आदि में पानी के जमा हो जाने का दृश्य दिखाई देता है। तापमान के 40 डिग्री से. के आसपास बने रहने और हवा में नमी की मौजूदगी के कारण मौसम उमस भरा हो उठता है और आदमी को पसीने से राहत नहीं मिल पाती। ऐसे में हमारे शरीर पर कुछ चकत्ते उभर आने की संभावना पैदा हो जाती है। ये चकत्ते होते हैं दाद के।

आप गलती से अपनी चौकसी खो न दें, इसलिए यह बताना जरूरी

हो जाता है कि यह दाद वास्तव में किसी कीड़े की कारगुजारी का परिणाम नहीं होता। इसका मूल स्रोत वनस्पति जगत् होता है। दाद

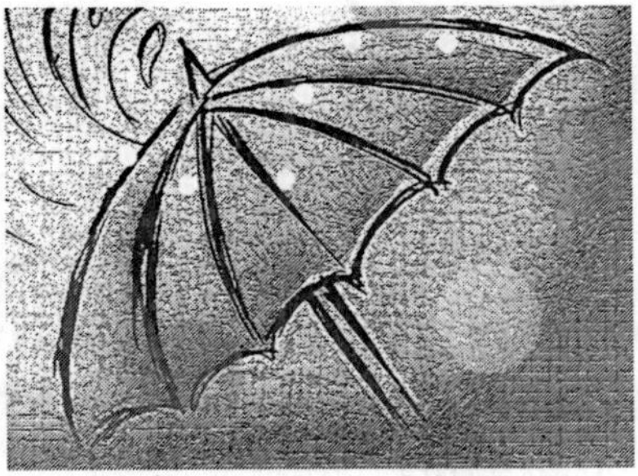

एक किस्म की फफूँदी होती है जो मानव शरीर के गीले और नम हिस्सों पर उभर आती है। गरमी के महीने और उनके बाद शुरू होनेवाली वर्षा ऋतु, दोनों के मिले-जुले माहौल में दाद को फैलने का अनुकूल मौका मिल जाता है। वैसे तो दाद मानव-शरीर के किसी भी हिस्से पर उभर सकता है; किंतु ज्यादातर यह उन हिस्सों पर नमूदार होता है, जहाँ दो सतहों के एक-दूसरे के आसपास होने के कारण त्वचा को बार-बार रगड़ का शिकार होना पड़ता है। ये जगहें ऐसी होती हैं, जहाँ हवा ठीक तरह से नहीं पहुँच पाती और पसीना इकट्ठा हो जाने के कारण त्वचा पर नमी बनी होती है।

उरु-मूल, टाँगों के बीच, पाँवों की उँगलियों के बीच, बाजुओं के नीचे और खोपड़ी पर भी त्वचा की परतें दाद का आसानी से शिकार बन जाती हैं। धड़ का हिस्सा, शरीर के अन्य अंग और गरदन भी इसकी चपेट से बचे नहीं रह सकते। यहाँ तक कि नाखून भी इसके प्रकोप के शिकार हो सकते हैं, जिसके कारण उनमें विकृति पैदा हो जाती है।

यद्यपि दाद कोई भी आकार ग्रहण कर सकता है; किंतु आमतौर पर वह गोलाकार चकत्तों के रूप में प्रगट होता है, जिसकी परिधि फैलती चली जाती है। यह आमतौर पर केंद्र से ठीक होना शुरू करता है। इससे प्रभावित भाग प्रायः सूजा हुआ, लाल और छिला हुआ सा दिखाई देता है। इसकी जलन काफी तेज महसूस होती है और प्रभावित हिस्सा आमतौर पर नाजुक होता है।

एक बार दाद के फैल जाने के बाद इसके इन्फेक्शन से छुटकारा पाना सामान्यतः मुश्किल हो जाता है। तुरंत उपचार शुरू कर देने के बावजूद, जो कई हफ्तों और महीनों तक जारी रखना पड़ सकता है, इसके ठीक हो जाने के बाद भी काफी ध्यान रखना पड़ता है, ताकि यह फिर से न उभर आए। इलाज के दौरान बहुत से आधुनिक मरहमों, जिनमें क्लोट्रीमेजोल, मैकोनाजोल, इकोनाजोल और टोलनाफटेट मिले रहते हैं और खाने के लिए ऐंटिबायटिक, जैसे, ग्राइसियोफ्लेविन आदि का इस्तेमाल किया जा सकता है; किंतु इन्हें हमेशा डॉक्टर की देख-रेख में ही इस्तेमाल किया जाना चाहिए; चकत्ते के गायब होते ही दवाई बंद कर देना ठीक नहीं होता।

- नमी जज्ब करनेवाले पाउडरों का इस्तेमाल करें, जो पसीने को सोख लेते हैं; किंतु पाउडर ज्यादा मिकदार में भी न लगाएँ।
- नायलोन, रबड़, सिल्क और ऊन की चड्ढियों और जुराबों का इस्तेमाल न करें और न ही बदन से चिपके हुए कपड़े और जूते पहनें, जिनमें से हवा आसानी से न गुजर सके। कच्छा, बनियान और मोजे आदि दिन में कम-से-कम दो बार बदलें।
- जिन जगहों पर फर्श गीला हो, वहाँ नंगे पाँव न चलें। इन जगहों में रसोई, बाथरूम, शौचालय और स्विमिंग पूल के किनारे के रास्ते शामिल हैं।
- कभी भी दूसरों से नैपकिन, तौलिए, कंघियाँ और बालों के ब्रश आदि वस्तुएँ उधार लेकर इस्तेमाल न करें। यदि उनमें इन्फेक्शन हुआ, तो वह आसानी से उपहार रूप में आपको भी मिल सकता है। इसी कारण किसी जूते की दुकान पर, पाँवों में कोई जूता आजमाते समय अपने मोजे जरूर पहने रहें।
- तंग कपड़े दाद को निमंत्रण देते हैं। उसके बजाय खुले नाप के सूती कपड़े पहनें। यह हमारी जलवायु के अधिक अनुकूल हैं।

जुलाई का तकलीफदेह महीना

कोई भी व्यक्ति उमस-भरे जुलाई महीने को पसंद नहीं करता। नमी

से भरी हवा कोमल काया के लिए असहनीय हो उठती है। पसीने के रूप में शरीर से गरमी खारिज न हो पाने पर गरमी और उमस सताने लगती है। जिस्म पर लगातार पसीना आता रहता है और गरमी से निजात नहीं मिल पाती। इन परेशानियों के बीच पसीने की बदबू घबराहट को और भी बढ़ा देती है। यह बदबू इतनी तेज होती है कि किसी कमरे में थोड़े से आदमी रहने पर भी वह कमरा इस बदबू के भभकों से भर उठता है।

ऐसे मौसम में पसीना आना तो अनिवार्य है। प्रकृति ने हम सबको लगभग बीस लाख ऐसी ग्रंथियाँ प्रदान की हैं जो लगातार सक्रिय रहकर हमारे जिस्म को ठंडा बनाए रखती हैं। त्वचा के भीतर समाई ये ग्रंथियाँ पाँच नलिकाओं के जरिए वातावरण के साथ संपर्क बनाए रखती हैं। ये नलिकाएँ शरीर की जटिल वातानुकूलन प्रणाली के लिए बहुत जरूरी होती हैं। यदि ये कभी बंद हो जाएँ, तो हमारे लिए जबरदस्त कठिनाइयाँ खड़ी हो सकती हैं।

चाहे कुछ भी हो, जिस्म से निकलनेवाली दुर्गंध के लिए बेचारी पसीना-ग्रंथियों को दोष देना गलत है। उनसे जो पसीना निकलता है वह गंधहीन होता है, और यदि उसे लगातार पोंछते रहें, तो कोई बासी या दूसरों को बुरी लगनेवाली दुर्गंध पैदा नहीं होगी।

जब बहुत सा पसीना हमारे जिस्म पर जमा होता रहता है, समस्या तभी पैदा होती है। त्वचा पर बहुत अधिक मात्रा में जमी यह नमी फफूँदी और बैक्टीरिया के फलने-फूलने के लिए अत्यंत अनुकूल वातावरण प्रदान करती है, जिसके परिणामस्वरूप पसीना निकलने के रास्ते एवं कोशिकाएँ काम करना बंद कर देती हैं और तब बदबू पैदा हो उठती है। जिस्म के जिन हिस्सों में हवा नहीं पहुँच पाती, जैसे बगलें और ऊरु-मूल, वहाँ बदबू सबसे ज्यादा होती है।

सभी लोग जानते हैं कि कई बार नहाने से ऐसी बदबू से बचा जा सकता है। सफाई में सावधानी बरतना सेहत के लिए बहुत जरूरी है। कोई अच्छा हल्का कीटाणुनाशक साबुन, जैसे कि सिंथॉल इस प्रयोजन के लिए काफी सहायक सिद्ध हो सकता है। ऐसा करने से रोगाणु बढ़ने से रुक जाएँगे और आप ताजा महसूस करेंगे। बगलों के बाल साफ कर

देने से भी राहत मिलती है।

जिन लोगों को बराबर शारीरिक दुर्गंध की शिकायत रहती है उनके लिए दुर्गंधनाशक प्रसाधनों की सिफारिश की जाती है, क्योंकि उनमें कुछ तत्त्व ऐसे रहते हैं जो शारीरिक दुर्गंध को दबा देते हैं या उसकी तीव्रता को कम कर देते हैं। इसलिए उनसे बहुत ज्यादा राहत महसूस होती है। यदि आप उनके प्रति अत्यंत संवेदनशील नहीं हैं या आपको उनसे कोई एलर्जी नहीं होती, तो उनका इस्तेमाल करने में कोई हर्ज नहीं है। जरूरत सिर्फ इस बात की होती है कि आप ऐसे प्रसाधन का ब्रांड बदल दें। यदि आप खर्च कम करना चाहते हैं और फैंसी प्रसाधनों के प्रति आग्रह नहीं रखते तो आप 0.5 प्रतिशत नियोमाइसिन पाउडर आजमा सकते हैं। दिन में एक या दो बार यह पाउडर बगलों और ऊरु-मूलों में लगाएँ। इससे बहुत हद तक दुर्गंध आना बंद हो जाएगी।

कई लोग मानते हैं कि छिड़कनेवाले या टेलकॅम पाउडर त्वचा के लिए नुकसानदेह होते हैं। वस्तुतः उनके लगाने से फायदा पहुँचता है। वे पसीने को सोखकर त्वचा को खुश्क रखते हैं और उनकी खुशबू भी काफी देर तक कायम रहती है, जिसके कारण आप तरोताजा महसूस करते हैं, किंतु उनका हल्का-हल्का सा इस्तेमाल किया जाना चाहिए।

कुछ सहज बुद्धि से किए जानेवाले उपाय भी काफी फायदेमंद साबित होते हैं; जैसेढीले-ढाले कपड़े और हवादार जूते पहनना, जितना हो सके अधिक-से-अधिक घरों, मकानों के भीतर रहना, सालन, मसालों और मदिरा से, जो कि पसीना लाते हैं, परहेज करें। और, मोटे लोग अपना वजन कम करें।

यदि जिस्म पर लगातार ज़्यादा पसीना बना रहने दिया जाए, तो उससे त्वचा छिलने लगती है। जिन लोगों को शुगर की शिकायत है या जिनका वजन ज्यादा है अथवा जो ठीक तरह से सफाई नहीं रखते, वे खासतौर पर इस तकलीफ के शिकार होते हैं। त्वचा की जो सतहें एक-दूसरे के आमने-सामने रहती हैं या दूसरे से ज्यादा रगड़ खाती हैं, अथवा भीगकर कमजोर पड़ जाती हैं, जैसे कि स्तनों के नीचे और जाँघों

के बीच के हिस्से, वहाँ मांस के छिलने की ज्यादा संभावना रहती है। प्रभावित सतहें लाल पड़ जाती हैं, जलन होने लगती है और रोगाणु आसानी से वहाँ जमा होकर त्वचा में इन्फेक्शन पैदा कर देते हैं। बगलें, नाभि, पाँवों की उँगलियों के बीच और कानों के पीछे के मूलाधार आदि अन्य ऐसे स्थल हैं, जो इस तकलीफ का शिकार हो सकते हैं। यदि इन्फेक्शन हो जाए, तो त्वचा छिल जाती है, उसमें से पानी सा निकलने लगता है और यहाँ तक कि उसमें गहरी और तकलीफदेह फटन जगह-जगह पैदा हो जाती है।

इसके लिए नियमित चिकित्सा सहायता की जरूरत होती है। अपनी इच्छा के मुताबिक क्रीमें और लोशन आजमाने से स्थिति बिगड़ सकती है। स्थानीय ऐंटिबॉयटिक, डाई-आयोडोहाड्रोक्साईक्वीनोलीन, जिसकी शक्ति एक से तीन प्रतिशत हो या फिर 0.5 प्रतिशत जेन्शियन वायलिट प्रभावित स्थलों पर लगाकर उन्हें सूखने दिया जाए और उसके बाद उन पर टेलकॅम या बोरिक पाउडर छिड़क दिया जाए। ऐसा करने से आमतौर पर आराम मिलता है। त्वचा की आमने-सामने की सतहों को एक-दूसरे से अलग करने के लिए जाली की एक पतली परत जख्मों के जल्दी ठीक होने में मदद करती है।

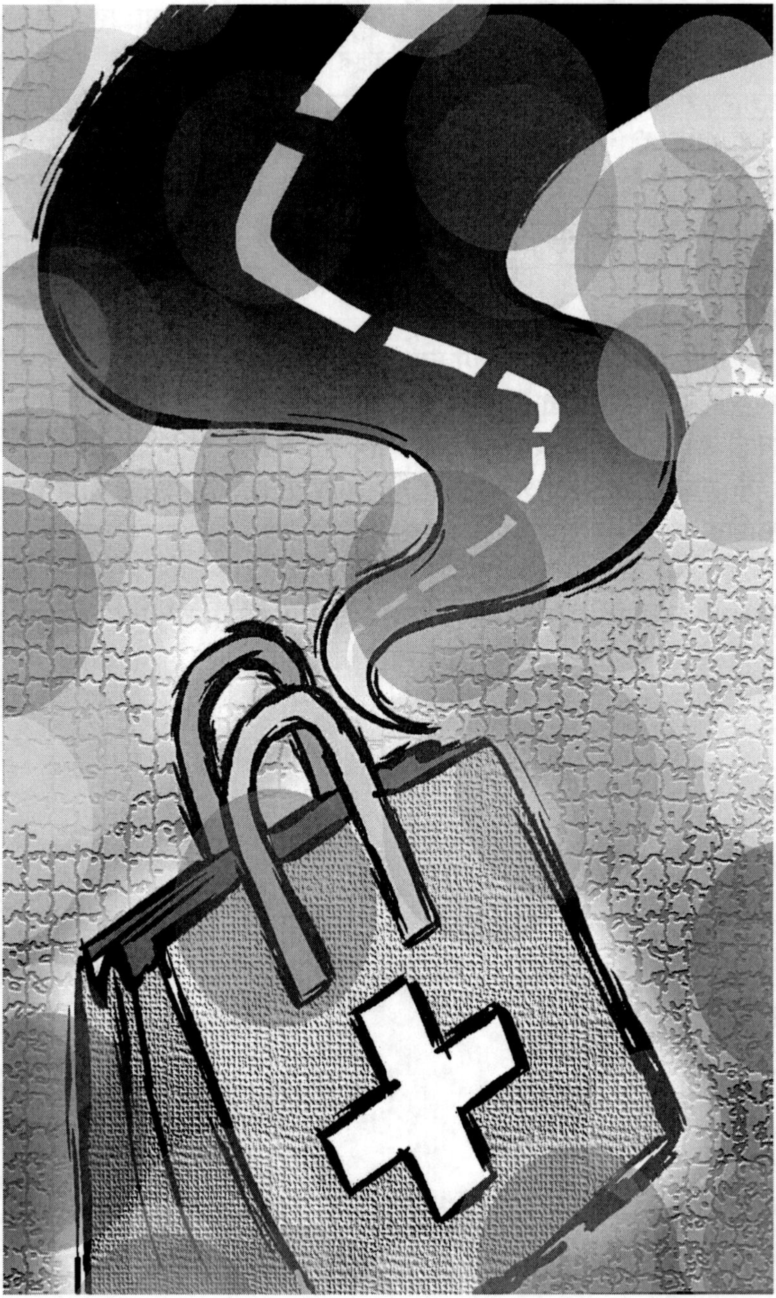

दिया मन को दिलासापुनः आऊँगा।
(भले ही बरस दिनअनगिन युगों के बाद !)
क्षितिज ने पलक-सी खोली,
तमककर दामिनी बोली
'अरे यायावर ! रहेगा याद ?'

अज्ञेय
('दुर्वाचल' से)

पाँचवाँ खंड

सफर और सेहत

सफर की उबकाई : सरल समाधान

कुछ लोगों के लिए सफर करना किसी जहमत से कम नहीं होता। मोटरगाड़ी, बस, टैंपू, टैक्सी या रेल में बैठे नहीं, और सफर शुरू हुआ नहीं कि उनका कलेजा मुँह को आने लगता है। घबराहट, उबकाई और उलटियों का जो सिलसिला शुरू होता है तो रुकने का नाम नहीं लेता। जैसे-कैसे नींबू चाटते, लेमन ड्राप्स चूसते, दूसरों का मजा किरकिरा करते सफर तय होता है, तो मन में एक बार तो यह बात जरूर आती है कि फिर यह जहमत नहीं उठाएँगे।

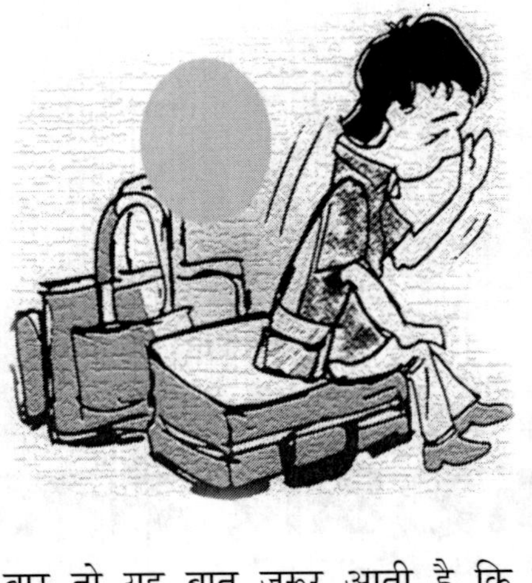

लेकिन पैर में शनीचर हो तो सफर से कौन बच सकता है, भला! हाँ, कुछ छोटी-छोटी सावधानियाँ बरतकर यात्रा को स्वस्थ और सुखद

जरूर बनाया जा सकता है :

- सफर शुरू करने से पहले और सफर के दौरान कम-से-कम खाएँ-पिएँ, पेट हल्का रहने से यह परेशानी प्रायः नहीं होती। यदि पेट भरा हुआ हो, तो गुरुत्वीय जड़ता के भौतिक नियम उसे चैन नहीं लेने देते।
- सफर के दौरान कोई भी ऐसा काम नहीं करें जिसमें निगाह लगानी जरूरी हो। पढ़ने, स्वेटर बुनने या ताश खेलने से समय जरूर कट जाता है, पर जी घबराने लगे तो सफर पूरा करना दूभर हो जाता है।
- ठीक सामने की तरफ देखते रहना सबसे अच्छा है। पहाड़ों में चढ़ते या उतरते समय खिड़की से नजर आता घाटी का दृश्य बेशक बहुत खूबसूरत दिखाई देता है, पर यदि कार में हों तो भलाई इसी में होती है कि नजर सामने सड़क पर रखें। गाड़ी रुके, तभी उतरकर प्राकृतिक छटा से आँखें तृप्त करें।
- जिस भी वाहन में यात्रा करें, उसे साफ-सुथरा रखें और उसकी खिड़कियाँ खुली रखें। साफ हवा लगते रहने से शरीर और मन पर अनुकूल प्रभाव पड़ता है, जबकि गंदगी, दुर्गंधमय वातावरण और दूषित हवा में साँस लेने पर मस्तिष्क का उबकाई केंद्र उत्तेजित हो सकता है। अगर रास्ते की हवा ही बदबू और सड़ाँध से प्रदूषित हो, तो फौरन खिड़कियाँ बंद कर लें।
- सफर करते समय तनाव में न रहें और मन अच्छा रखें। मूड खराब होने से सफर में खलल पैदा होने का संकट बढ़ जाता है।
- किसी सहयात्री को यदि उबकाई आने लगे, और आपको भी पहले यह परेशानी कभी हुई हो, तो आपके लिए यही मुनासिब है कि आप अपना ध्यान उसकी ओर से हटा लें और किसी कड़े जी वाले व्यक्ति को उसकी मदद में लगने दें। वरना बहुत संभव है कि ऐसे व्यक्ति को एक नहीं, दो-दो बीमार लोगों की देखभाल करनी पड़े।
- अगर सफर शुरू होने से पहले सीट का चयन आपके हाथ में हो, तो ऐसा स्थान चुनें जहाँ कम-से-कम झटके लगें और यात्रा

की हलचल महसूस न हो। आगे की तरफ की सीटें इस दृष्टि से हमेशा बेहतर रहती हैं।

- यदि इन सावधानियों के बावजूद काम न चले तो एक अचूक नुस्खा अभी बाकी है। कुछ खास दवाएँ सफर में आनेवाली उलटियों को बंद करने में कामयाब रहती हैं। एवोमिन, फेनारगन, मिगरिल इस वर्ग की कुछ प्रमुख दवाएँ हैं। डॉक्टर से बात कर सफर शुरू होने से कम-से-कम चालीस मिनट पहले दवा की ठीक खुराक ले लेने से ट्रेवल सिकनेस का भूत पास नहीं फटकता। हाँ, लेकिन दवा के असर से सुस्ती जरूर छाई रहती है। इसलिए जिसे गाड़ी चलानी हो, उसे यह दवा नहीं लेनी चाहिए।

एक बात औरउलटियाँ शुरू हो जाने के बाद दवा लेने से फायदा होने की उम्मीद करना गलत है। ऐसे समय में टीके के रास्ते दवा देने से ही लाभ हो सकता है। किसी को अगर रास्ते में ज्यादा तकलीफ हो जाए, तो यह उपाय अपनाना जंरूरी हो जाता है।

- आखिरी सुझावयदि गाड़ी आप चला रहे हों, तो आपकी सदा यह कोशिश रहनी चाहिए कि न तो गाड़ी को एकदम तेज रफ्तार में भगाएँ, न बार-बार ब्रेक लगाएँ। वरना इस झटकेबाजी में आपके साथ सफर कर रहे यात्रियों में से कुछ का हाल बेहाल होना निश्चित है।

सैर-सपाटे के दिन : जरूरी सावधानियाँ

बच्चों के स्कूल-कॉलेज बंद होते ही मन चाहता है कि भागादौड़ी की इस नारकीय जिंदगी को छोड़ कुछ दिन के लिए कहीं दूर निकल चलें जहाँ मन और शरीर खुली हवा में साँस ले सके। यह यात्रा बर्फीले पहाड़ों, नदी-नालों और हरी-भरी घाटियों की हो, तो फिर कहना ही क्या! मगर मंजिल अगर बाप-दादाओं के पुश्तैनी घर तक की भी हो, तो दिल कम-से-कम सुकून से तो भर ही उठता है।

लेकिन सफर पर जाने से पहले, जरूरी है कि कुछ खास बातें जरूर

गाँठ बाँध ली जाएँ :

- गरमियों के मौसम में पेट खराब होने का डर बहुत अधिक रहता है। बहुत पहले से बने बासी भोजन में कई तरह के रोग पैदा करनेवाले बैक्टीरिया पनप जाते हैं, जिससे फूड पॉइजनिंग हो सकती है और पूरा ट्रिप बिगड़ सकता है। इससे बचे रहने के लिए साफ-सुथरे, भरोसेमंद रेस्तराँ में ही भोजन ग्रहण करें, किसी ऐसे ढाबे में नहीं, जहाँ मक्खियाँ भिनभिना रही हों और यह पता न हो कि खाना कब का बना है।

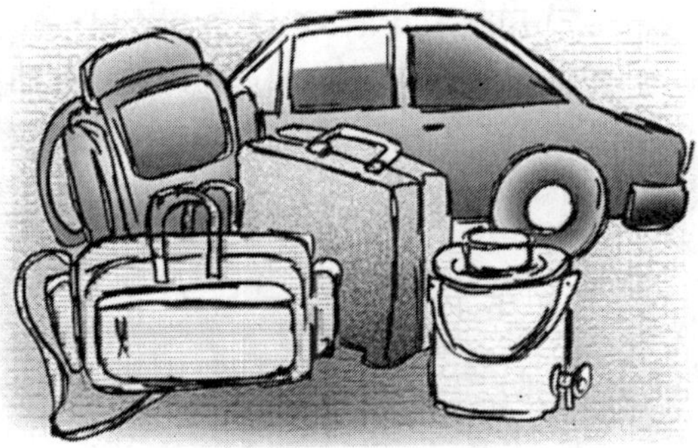

- कभी-कभी ऊँची दिखनेवाली दुकान में ग्राहक को बासी पकवान परोस दिए जाते हैं। अतः खाने का ऑर्डर देते समय कुछ खास चीजों से परहेज बरतने में बेहतरी रहती हैआलू, अंडे, सी फूड, मुरगा, मांस, क्रीम, कस्टर्ड, पेस्ट्री और दूध से बनी चीजों में फूड पॉइजनिंग के बैक्टीरिया जल्द अड्डा जमा लेते हैं।
- कस्बाई इलाकों और छोटे शहरों में नकली ठंडे पानी की बोतलें भी धड़ल्ले से बिकती हैं। ऐसी जगहों पर मिनरल वाटर की बोतलों पर भी भरोसा नहीं किया जा सकता।

अतः समझदारी इसी में है कि घर से अपने साथ वाटर जग या थर्मस रख लें और उसमें पानी खत्म होने पर उसे किसी विश्वसनीय जगह से भरते रहें। आड़े वक्त के लिए पहले से ही केमिस्ट की दुकान से कुछ क्लोरिन टैब्लेट्स खरीदकर साथ में रख लें। उन्हें उपयुक्त मात्रा में पानी में मिलाने और एक घंटे तक छोड़ने पर पानी में उपस्थित

रोगाणु बैक्टीरिया मर जाते हैं और पानी पीने योग्य हो जाता है।

सहूलियत होने पर पीने का पानी उबलवाया भी जा सकता है। यह पानी को साफ करने का सबसे विश्वसनीय तरीका है। पर इसके लिए यह जरूरी है कि जब पानी उबलना शुरू कर दे, तब से उसे 5 मिनट के लिए और उबलने दें। अक्सर लोग यह गलती कर बैठते हैं कि जैसे ही पानी उबलने लगता है, उसे आँच से उतार लेते हैं। इससे पानी जीवाणुरहित नहीं होता। उसमें रोग पैदा करनेवाले तत्त्व जिंदा भी बचे रह सकते हैं।

- पहाड़ी क्षेत्रों में अक्सर यह समझा जाता है कि झरनों और छोटी-मोटी नदियों का पानी पीने के लिए उत्तम है। चूँकि उनमें पानी बहुत तेज गति से बहता है, इसलिए उसमें गंदगी रुक ही नहीं सकती। पर सच्चाई यह है कि अपने नैसर्गिक रूप में ज्यादातर झरनों और नदियों का पानी पीने के लायक नहीं होता।
- भ्रमण के लिए पहाड़ों में जाएँ, तो यह भी जरूर ध्यान रखें कि हवा में शीतलता के बावजूद सूरज की तेज किरणें नंगे बदन को जला सकती हैं। केदारनाथ से लौटते समय कंधों, बाँहों, गरदन और चेहरे पर हुआ सन-बर्न मुझे आज भी याद है। त्वचा के लाल और फिर काले पड़ने के साथ जो असहनीय पीड़ा होती है, उससे आसानी से बचा जा सकता है। जरूरत सिर्फ धूप में निकलने से पहले, शरीर के उघड़े हुए अंगों पर सनस्क्रीन क्रीम लगाने भर की है।
- बर्फ से घिरे क्षेत्रों में आँखों के बचाव के लिए गॉगल्स पहनना भी बहुत जरूरी है। तेज रोशनी आँखों को नुकसान पहुँचा सकती है, और यह छोटी सी सावधानी उनका बचाव करने में सक्षम है।
- सात हजार फुट से अधिक की ऊँचाईवाले क्षेत्रों में शरीर को अभ्यस्त होने में थोड़ा समय लगता है। हवा का दाब कम होने से यहाँ हवा में ऑक्सीजन इतनी मात्रा में नहीं होती कि शरीर का कामकाज आसानी से पूरा होता रहे। पर शुरू के दिनों में

यदि शरीर को कुछ मोहलत दी जाए और अधिक दौड़धूप नहीं की जाए, तो शरीर बहुत जल्दी ही नई स्थितियों का आदी हो जाता है।

- दस-ग्यारह हजार फुट से अधिक ऊँचाईवाले क्षेत्रों में अपनी तंदुरुस्ती पर जरूरत से ज्यादा नाज करना और शरीर को अभ्यस्त होने के लिए समय दिए बिना अपने पर बोझ डालना नौजवानों तक के लिए जोखिम भरा हो सकता है। इससे बचें। पहले से सोचकर चलें कि शुरू के कुछ दिन आराम के साथ बिताने हैं।
- आखिरी सुझावकहीं भी जाएँ, यात्रा का कार्यक्रम ऐसा न हो कि एक जगह हुई और दूसरी के लिए निकल पड़े। हबड़ा-तबड़ी, समय की खींचतान और भागमभाग भला किसलिए! घूमने निकलने का मूल लक्ष्य शरीर और मन को आराम देना है, कितनी जगह घूमकर आए, यह गिनती करना नहीं।

सुरक्षित आरामदायक हवाई यात्रा

यह विश्व राइट बंधुओं का शुक्रगुजार है। उनके अमूल्य योगदान के कारण ही आज हम धरती के किसी भी कोने में आ-जा सकते हैं। परंतु वायुयान के अनेक लाभों के बावजूद कुछ लोगों के लिए हवाई यात्रा कष्टकारी रही है; क्योंकि इस दौरान उन्हें शारीरिक तथा मानसिक पीड़ा झेलनी पड़ती है। हवाई यात्रा के दौरान अनेक कठिनाइयाँ उत्पन्न होती हैं। कुछ लोग इस बंद यान में बैठने से ही घबराने लगते हैं। जबकि कुछ लोगों को कान में दर्द, नाक बंद होने तथा आँखों में जलन, खुजली जैसी समस्याओं का सामना करना पड़ता है। लेकिन चाहे कुछ भी हो, व्यक्ति को कभी-न-कभी विमान में बैठना ही पड़ता है।

इन समस्याओं का समाधान बहुत ही आसान है। बशर्ते कि आप कुछ नियमों का पालन करें तथा जैसाकि आपकी माँ बचपन से ही कहती रहती हैंसमझदारी बरतें। ये नियम इस प्रकार हैं :

- विमान में चढ़ने से पहले हमेशा हल्का भोजन लें।

- यदि पेट भरकर खाना खाएँगे तो आपको 'मोशन' की समस्या भुगतनी पड़ेगी। विशेष रूप से खराब मौसम में।
- यदि विमान यात्रा में आपका पेट खराब हो जाता है तो यात्रा

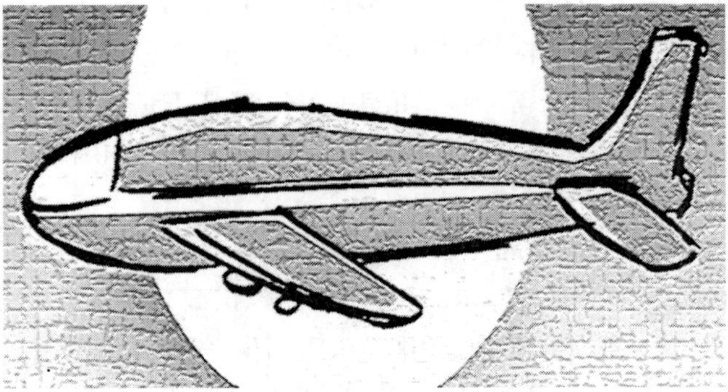

से एक घंटा पहले आपको एंटि-एमेटिक गोली लेनी चाहिए, जैसे एवोमिन। यदि स्टुवर्ड विदेशी तथा अति स्वादिष्ट भोजन के लिए बहुत ज्यादा आग्रह करता है, तब भी आप ज्यादा खाने-पीने से बचें। आप विमान के डैनों के बीच की सीट माँग सकते हैं, जहाँ पर 'मोशन' की कम-से-कम गुंजाइश होती है। यदि आप किसी छोटे विमान से यात्रा करते हैं, तब यह नियम विशेष रूप से लागू होता है।
- यदि आप हवाई यात्रा या बंद कमरे के भय से ग्रस्त हैं तो आप किसी मनोवैज्ञानिक से राय लेने में हिचकिचाएँ मत। व्यवहार चिकित्सा पद्धति, विश्राम तकनीक तथा आवश्यक हो तो दवाओं से आपका भय दूर किया जा सकता है।
- वायुयान की यात्रा के दौरान कान में दर्द तथा कानों का बंद होना आम बात है। जब बाहर के परिवेश का दाब कान की नली के दाब से अधिक हो जाता है तब कान के परदे सिकुड़ने लगते हैं। इस वजह से कान में दर्द हो जाता है।

इस कठिनाई सें बचने के लिए आसान तरीका कुछ चबाना, चूसना या बार-बार निगलनें की क्रिया करना है। जम्हाई लेने से भी कान की

नली के भीतर तथा बाहरी परिवेश का दाब बराबर हो जाता है। यदि आप हवाई जहाज की उड़ान भरते समय तथा नीचे उतरते समय ये क्रियाएँ करते हैं तो आपके कान के परदे वायुदाब में आनेवाले बदलाव से बचे रह सकते हैं।

सबसे बढ़िया तरीका यही है कि सीट पर सीधे होकर बैठें। यदि आप झुककर बैठते हैं तो कान की नली सही ढंग से कार्य नहीं करती। इसके अलावा केबिनकर्मी दल द्वारा दी गई टॉफियाँ चूसें और चबाएँ।

तब भी यदि आपको कान में दर्द है तो यह सरल सा तरीका अपनाएँ।

फ्लाइरोबिक्स : विमान में व्यायाम

ये सभी व्यायाम विमान में सीट पर बैठकर किए जाएँ। सीट पर सीधे बैठें, बेल्ट ढीली करें और जूते उतारें। प्रत्येक व्यायाम के बाद दो गहरी साँसें लें।

- अपने दोनों घुटनों पर हथेली नीचे करके हाथ रखें। पीछे टेक लें। बाईं हथेली से बायाँ घुटना नीचे की ओर दबाएँ। पैर को खींचें। एड़ी नीचे लाएँ। पंजा ऊपर की ओर रखें, एड़ी उठाएँ। यह व्यायाम चार बार करें। फिर दाएँ पैर का व्यायाम करें।

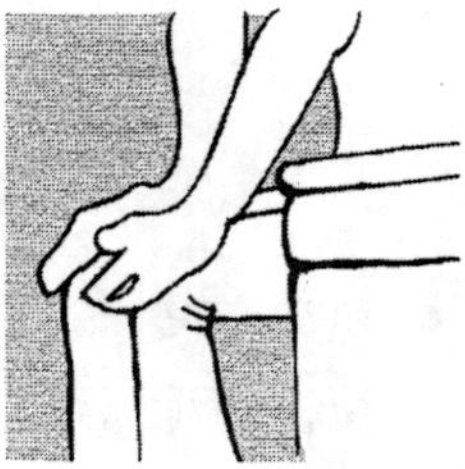

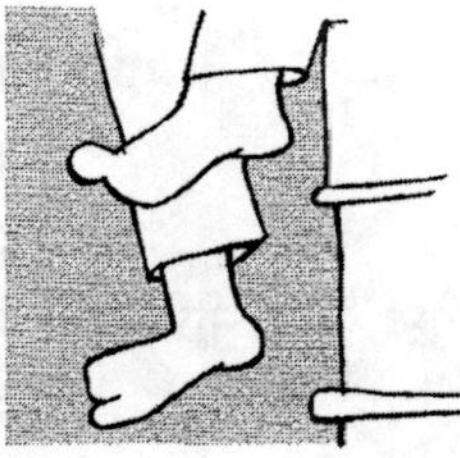

- बारी-बारी से दोनों पैर इस प्रकार उठाएँ तथा रखें, जैसे आप चलते हैं। दस बार व्यायाम करेंपाँच बार बाएँ पैर से तथा पाँच बार दाएँ पैर से।

- दाईं जाँघ के नीचे दोनों हाथ परस्पर मिलाकर रखें। दाएँ टखने को घुमाएँ। पाँच बार अंदर की ओर तथा पाँच बार बाहर की ओर घुमाएँ। दूसरे पैर से भी यही व्यायाम करें।

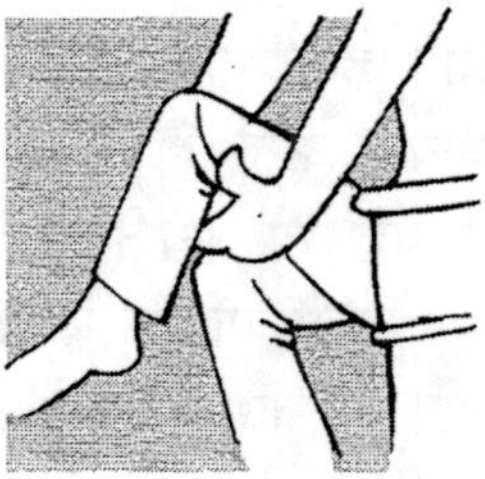

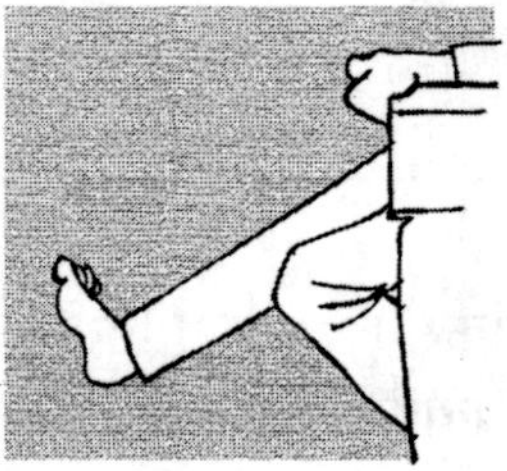

- दायाँ पैर पीछे की ओर ले जाएँ। पैर का पंजा नीचे टिकाएँ। दूसरा पैर सामने की ओर ले जाएँ। आपको बाएँ पैर की मांसपेशी में खिंचाव का अहसास होना चाहिए। चार गिनने तक पैर इसी पोजीशन में रखें। फिर पैर बदलते हुए दाईं टाँग से भी व्यायाम करें। इसे दोहराएँ।

- हाथ सीट के हत्थों पर रखें। दाईं टाँग उठाकर घुटना ऊपर की ओर रखते हुए पैर बाएँ घुटने पर रखें। पैर का पंजा ऊपर की ओर रखें। चार गिनने तक इसी अवस्था में रहें। बाईं टाँग से भी व्यायाम करें। कुल मिलाकर आठ बार व्यायाम करें।

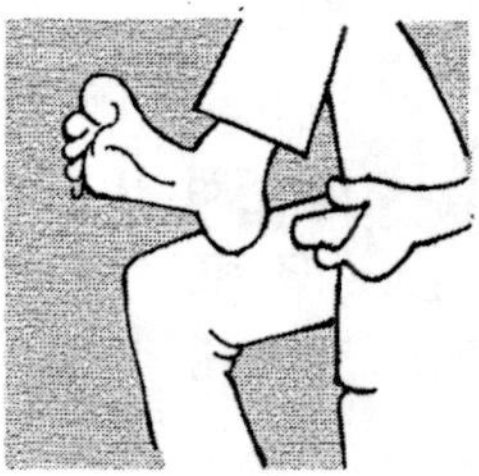

- सीधे बैठें, धीरे-धीरे कंधे आगे, ऊपर, पीछे और नीचे की ओर झुकाएँ। चार बार व्यायाम करें।

- पीठ के पीछे छोटा सा कुशन रखें। सीट की ओर कंधों पर दबाव डालें। सिर सीधा रखें, ठुड्डी अंदर की ओर ले जाएँ, मानो 'डबल चिन' बन गई हो। श्वास लें तथा कंधे पीछे की ओर खींचें। दो या तीन सेकेंड तक दबाव डालें। धीरे-धीरे साँस छोड़ें तथा आराम करें। तीन बार व्यायाम करें।

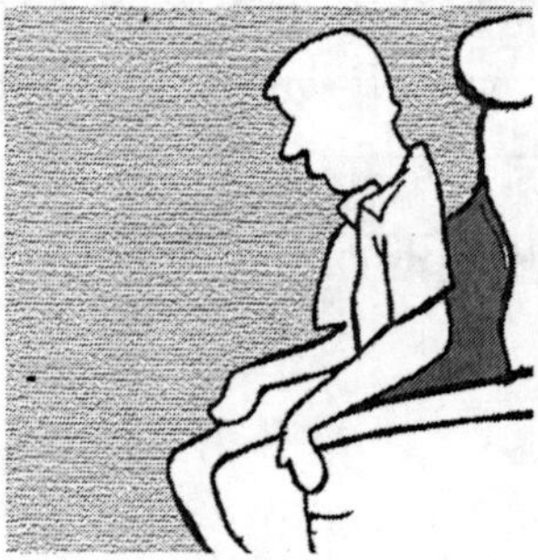

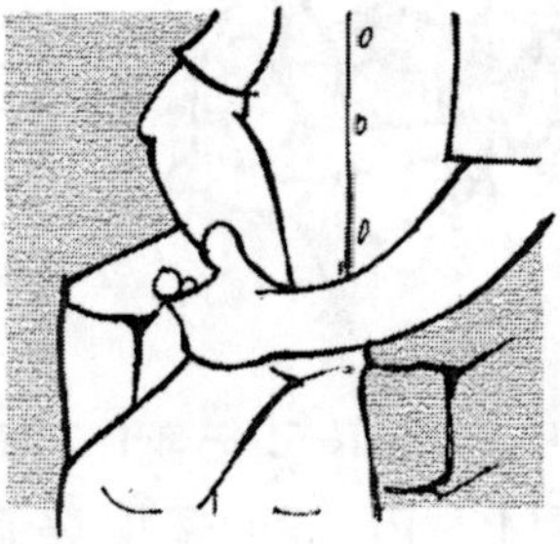

- पूरी तरह से विश्राम की मुद्रा में बैठ जाएँ। पेट पर एक हाथ रखें। लंबी, गहरी साँस लें। साथ-साथ पेट फुलाएँ। धीरे-धीरे साँस छोड़ें, पेट अंदर की ओर ले जाएँ। पसलियों में कोई हलचल नहीं होनी चाहिए। इस व्यायाम को तीन बार करें।

झपकी लेने या फिल्म देखने या लंबे समय तक बैठने के बाद ये व्यायाम सर्वोत्तम है। लंबी हवाई यात्रा के दौरान इन्हें अनेक बार करें। इससे आपका शरीर चुस्त बना रहेगा और आप थकान और ऊब से भी बचे रहेंगे।

सर्दी-जुकाम और हवाई यात्रा

सर्दी-जुकाम के रहते हवाई यात्रा करना खासा तकलीफदेह होता है। वायुयान के चढ़ते-उतरते वक्त यह डर भी बना रहता है कि केबिन में वायुमंडल के बढ़ते-घटते दबाव से तकलीफ बढ़ न जाए। नाक, कान, गले के डॉक्टर इसीलिए यह सलाह देते हैं कि हो सके तो

जुकाम के रहते हवाई यात्रा से बचकर रहें। पर आज के तेजरफ्तार जीवन में यात्रा टाल सकना प्रायः संभव नहीं हो पाता। इसलिए जब कभी जुकाम हो और हवाई यात्रा करनी पड़े तो इन छोटे-छोटे एहतियातों पर अवश्य अमल करें :

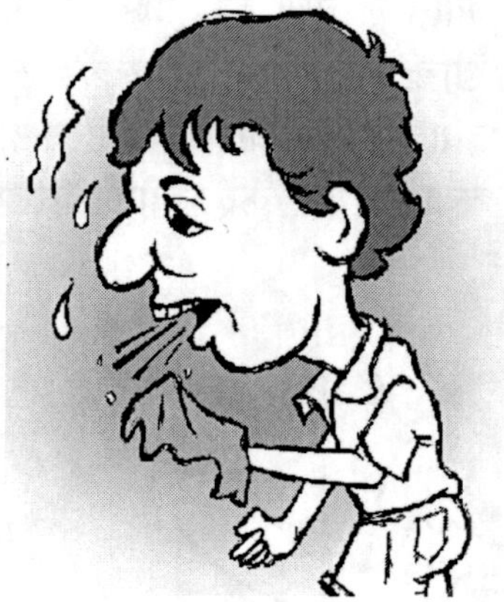

- सफर शुरू करने से पहले नाक में 'डीकंजेस्टेंट नेजल ड्राप्स' जैसे नेसेवियोन या ओट्रिविन डाल लें। इससे नाक खुली रहेगी।
- जब वायुयान उतरना शुरू हो तो एयर होस्टेस द्वारा दी गई गोली मुँह में डाल लें और चूसते रहें। इससे गले और कान को आपस में जोड़नेवाली नली यूस्टेशियन ट्यूब खुली रहेगी और उसके भीतर का दाब केबिन के दाब जितना बना रहेगा, वरना यूस्टेशियन ट्यूब के पिचक जाने से कान गुमसुम हो सकते हैं।
- सफर के दौरान भी यूस्टेशियन ट्यूब को खुला बनाए रखने के लिए यह साधारण-सा व्यायाम करेंउँगली और अँगूठे के बीच नाक भींचकर धीरे-धीरे गाल फुलाएँ।
- यात्रा के दौरान लेटें नहीं, सीधे बैठें। लेटने पर यूस्टेशियन नलियाँ ठीक से काम नहीं कर पातीं।
- सफर में खूब मात्रा में पानी, सोफ्ट ड्रिंक्स और सूप आदि लेते रहें।

- कॉफी और चाय से बचें। इन्हें पीने पर जिस्म से मूत्र के रास्ते ज्यादा मात्रा में पानी जाता है। बीयर पर भी यह बात लागू होती है। जबकि जुकाम के रहते अच्छा यह रहता है कि जिस्म में पानी का भंडार भरपूर रहे।
- यदि आप कॉन्टैक्ट लेंस पहनते हैं तो सफर के दौरान उन्हें उतारकर रख दें और चश्मा पहन लें। जुकाम रहने पर आँखों में यों भी जलन रहती है। केबिन का शुष्क वायुमंडल उनकी तकलीफ बढ़ाता है। ऐसे में कॉन्टैक्ट लेंस उतार देना ही ठीक है।
- विमान पर सवार होने से पहले यह जरूर तय कर लें कि आपकी सीट 'धूम्रपान-वर्जित क्षेत्र' में है। सिगरेट का धुआँ नजले को बिगाड़ता है।

सड़कों पर शराबनोशी

जो लोग घूँट लगाने के शौकीन हैं, उनमें से कोई विरला ही ऐसा व्यक्ति होगा जो सड़क पर लगे उन संकेत-पट्टों की ओर ध्यान देता हो, जिन पर शराब पीकर गाड़ी चलानेवालों के लिए कई प्रकार की चेतावनियाँ अंकित होती हैं। ऐसे लोगों के लिए इस प्रकार के संकेत-पट्ट ऐसे होते हैं, मानो वे शराब के बारे में सरकारी रवैए को प्रकट करने की मात्र औपचारिकता निभा रहे हों। ऐसी नसीहतों के जवाब में उनका झट यह कहना होता हैअजी, दो-एक पैग लगाने से हमारे मिजाज में कोई फर्क नहीं पड़ता। इससे हमारी तबीयत बिलकुल सही बनी रहती है और हर चीज कंट्रोल में रहती है। तब फिर हम ऐसी पाबंदियों को क्यों मानें?

किंतु यदि आपने शराब का शौक पाल ही रखा है, तो आपके लिए वाजिब होगा कि आप समय रहते इसकी हकीकत के बारे में भी जान लें। शराब पीकर गाड़ी चलाना निश्चित रूप से असुरक्षित है और इसकी जोखिम, जितना आप समझते हैं, उससे कहीं पहले शुरू हो जाती है।

इसके जो सबूत मिल पाए हैं, उनमें काफी दम है। यद्यपि बहुत से देशों में खून में शराब की मात्रा की अनुमत सीमाएँ निर्धारित कर दी गई हैं; किंतु वास्तव में किसी भी मात्रा को पूरी तरह से सुरक्षित नहीं माना जा सकता। जैसे ही शराब खून में बूँद-बूँद करके मिलने लगती है वैसे ही अंदाज, विचारशीलता, देख पाने और सावधानी की सूक्ष्म क्षमताएँ, जो कि संतुलित और समझदार ड्राइविंग का अभिन्न

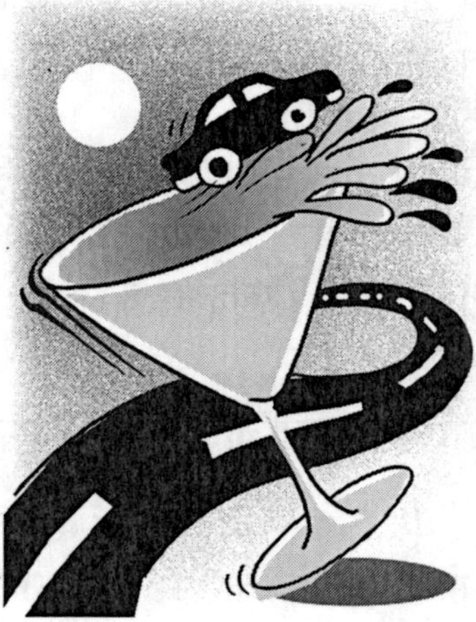

अंग हैं, क्षीण पड़ने लगती हैं। ज्यों-ज्यों खून में शराब की मात्रा बढ़ती जाती है त्यों-त्यों गाड़ी चलाने की कुशलता का ह्रास होता चला जाता है और दुर्घटनाओं की संभावना बढ़ती चली जाती है। पचास प्रतिशत से अधिक मोटर दुर्घटनाएँ इसी कारण होती हैं।

शारीरिक और मानसिक कार्यक्षमता पर पड़नेवाले शराब के असर का अध्ययन करने के लिए अपनी इच्छा से खुद को पेश करनेवाले व्यक्तियों पर कई परीक्षण किए गए हैं। इन अध्ययनों के जो परिणाम निकले हैं उनसे यह पता चलता है कि निगाह की तेजी कम हो जाती है और चकाचौंध से वापस सँभल पाने में देरी लगती है। सुनने की शक्ति, मांसपेशियों का तालमेल और दृढ़ता जवाब देने लगती हैं। आँखों की पुतलियाँ घूमने लगती हैं और सिर में चक्कर आने लगते हैं। इसके साथ-साथ आमतौर पर ऐसे व्यक्तियों के मामले

में यह पाया गया है कि थोड़ी सी शराब पी लेने पर भी उनमें आजमाइश के वक्त पर सबकुछ ठीक-ठाक कर पाने का आत्मविश्वास बढ़ जाता है और उन्हें अपनी गलतियाँ कम दिखाई देने लगती हैं। जो कुछ वे देखते हैं या सुन रहे होते हैं, उसमें लगातार हो रहे बदलाव पर उनका ध्यान केंद्रित नहीं रह पाता, न वे उसे अच्छी तरह से आत्मसात् कर पाते हैं। कोई बदलाव कितना नुकसानदेह हो सकता है इस बारे में सोचने-समझने और तदनुरूप जल्दी-जल्दी निर्णय लेने की उनकी शक्ति भी क्षीण पड़ती चली जाती है। इसके कारण खासतौर पर आसपास और सामने दिखाई दे रही चीजों पर ध्यान केंद्रित नहीं रह पाता, जो कि गाड़ी चलाने के लिए बहुत महत्त्वपूर्ण होता है। ठीक तरह से गाड़ी न चला पाना न केवल अपने लिए, बल्कि सड़क पर चल रहे प्रत्येक व्यक्ति और वाहन के लिए बहुत खतरनाक होता है।

खतरा इस लिहाज से बहुत ज्यादा बढ़ जाता है कि शराब के कारण, व्यक्ति बहुत विचलित होने लगता है, उसमें जोखिम लेने और लापरवाही की प्रवृत्ति बढ़ जाती है। जरूरत से ज्यादा आत्मविश्वास पैदा हो जाने पर गाड़ी चलाने के नतीजे कितने बुरे हो सकते हैं, इसका अंदाजा लगाना मुश्किल नहीं है। जैसा कि एक अनुसंधानकर्ता आई कोहेन का कहना है, "शराब पीने के कारण जो खतरा होता है, वह कौशल की कमी के कारण उतना नहीं होता, जितना कि कौशल के बारे में गलत अंदाज के कारण होता है। जिन थोड़े से लोगों ने बहुत ज्यादा पी रखी होती है उनसे खतरे की संभावना कम होती है, अपेक्षा उन बहुत से लोगों के, जिन्होंने कम पी रखी होती है।" इसका तात्पर्य यह है, जो लोग धुत्त होते हैं, वे गाड़ी चलाने का दुस्साहस नहीं करते और जिन्होंने थोड़ी सी पी रखी होती है, वे उस स्थिति में अपने कौशल के बारे में कुछ ज्यादा अंदाजा लगाकर खुद को और दूसरों को खतरे में डाल देते हैं।

शराब पीने से गाड़ी चलाने पर पड़नेवाले प्रभावों के बारे में कई अध्ययन किए गए हैं। उनमें से दो अध्ययनों का यहाँ जिक्र करना उचित होगा। एक अध्ययन के अंतर्गत कुछ ऐसे पेशेवर और बहुत

ही सुलझे हुए ड्राइवरों को शामिल किया गया जो गाड़ी को सुरक्षित चलाने के लिए माने हुए थे। उन्हें बुलाकर यह अंदाजा लगाने को कहा गया कि उनकी सोच के मुताबिक वे कितनी खाली जगह में से गाड़ी चलाकर ले जा सकते हैं। उसके बाद यह पता लगाने के लिए कि शराब पीकर वे कितनी कम-से-कम खाली जगह में से गाड़ी को चलाकर ले जाने का वास्तविक प्रयास कर सकते हैं, उनसे गाड़ी चलाने का टेस्ट लिया गया। इस अध्ययन का मुख्य निष्कर्ष यह निकला कि "ड्राइवरों ने गाड़ी पूरी तरह से सही नहीं चलाई। गाड़ी चलाने के दौरान उन्होंने बड़े-बड़े खतरे मोल लिये और उनमें अपनी ड्राइविंग क्षमता के बारे में एक झूठा आत्मविश्वास दिखाई दिया।"

दूसरे अध्ययन के अंतर्गत मोटर ड्राइविंग ट्रेनर या सिमुलेटर का इस्तेमाल किया गया। इस अध्ययन से यह पता चला कि थोड़ी सी शराब पी लेने पर भी ड्राइवर पटरी से दूर हटकर, सड़क के बीचोबीच गाड़ी चलाने लगे, गैरजरूरी तौर पर स्टीयरिंग को जरूरत से ज्यादा घुमाने लगे और जब जो कुछ करना चाहिए था उसे वे ठीक समय पर नहीं कर पाए। उनकी प्रतिक्रियाएँ भी उनके व्यक्तित्व के साथ जुड़ी थीं। अंतर्मुखी और बहिर्मुखी व्यक्तित्ववाले ड्राइवरों की प्रतिक्रियाओं में बहुत अधिक अंतर पाया गया। बहिर्मुखी ड्राइवरों पर इस प्रकार की किसी चिंता या दबाव के आसार नहीं देखे गए कि उन्होंने शराब पी रखी है; किंतु उनकी गाड़ी चलाने में काफी हद तक खामियाँ थीं। पर अंतर्मुखी ड्राइवर शराब के प्रभाव की पूर्ति करने का प्रयास करते दिखाई दिए। वे यह जाहिर करने की अजहद कोशिश कर रहे थे कि वे गाड़ी चलाने में कितने कुशल हैं। इस कोशिश में वे किसी भी स्थिति में जरूरत से ज्यादा प्रतिक्रिया व्यक्त कर रहे थे, जैसेस्टीयरिंग का ज्यादा घुमाना और रफ्तार बदलते रहना। कुछ अपने को पक्का ड्राइवर साबित करने की कोशिश कर रहे थे और कुछ यह दिखाना चाहते थे कि वे कितनी अच्छी तथा कितनी तेजी से गाड़ी चला सकते हैं। ये प्रतिक्रियाएँ ऐसी थीं, जो कि प्रतिभागी सायास सावधान होकर व्यक्त कर रहे थे

और जो यह जानते थे कि उनका टेस्ट लिया जा रहा है। यदि उन्हें अपनी हालत पर छोड़ दिया जाता, तो इस बात का अंदाजा लगाना मुश्किल नहीं कि वे उस हालात में कैसा व्यवहार करते।

यदि आप शेक्सपियर के गंभीर पाठक रहे हैं तो आपको लेडी मैकबेथ के ये शब्द जरूर याद होंगे'जिस चीज से वे धुत्त हो गए हैं, उसने मुझे निर्भीक बना दिया है, (मैकबेथ, अंक-2 दृश्य 2)', किंतु इतना अच्छी तरह जान लीजिए कि जब आप गाड़ी चला रहे होते हैं, तो इन दोनों स्थितियों में आपका मुश्किल में पड़ना निश्चित है।

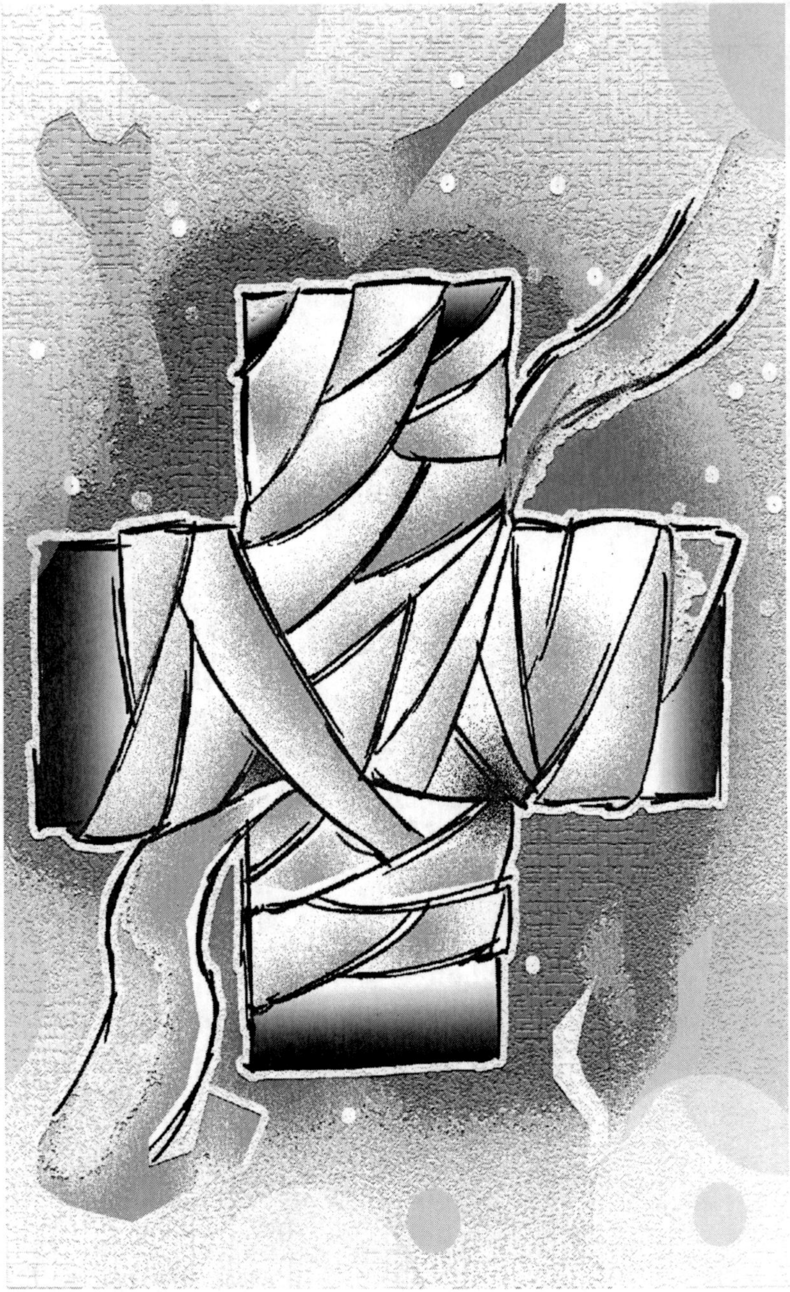

नास्ति जीवितादन्यादभिमततरमिह जगति सर्वजंतूनाम्।
(सभी प्राणियों के लिए इस संसार में जीवन से प्रिय अन्य कोई वस्तु नहीं है।)

बाणभट्ट
('कादम्बरी' से)

छठा खंड

फर्स्ट-एड

फर्स्ट-एड के बारे में साफ-सुथरी सही जानकारी होना हर किसी के लिए जरूरी है। छोटी-मोटी दुर्घटनाओं और कठिनाइयों से तो हमारा सामना दिन-प्रतिदिन होता ही रहता है, आड़े वक्त में कभी-कभी यह जानकारी संजीवनी भी साबित हो सकती है। इससे किसी के प्राण बच सकते हैं।

जरूरी यह है कि मुश्किल आने पर हम घबराएँ नहीं। अपनी पूरी सूझबूझ और हिम्मत से काम लें। किसी भी जरूरतमंद के काम आना हमारा फर्ज है।

जिसे चोट लगती है या तकलीफ होती है, वह अकसर घबरा जाता है। उसकी हिम्मत बँधाना और यह भरोसा दिलाना कि वह ठीक हो जाएगा उस समय बहुत जरूरी होता है। गंभीर मामले में तत्परता की भी बहुत जरूरत होती है। देर होने से रोगी के प्राण जा सकते हैं। जबकि सही उपाय मृत्यु के करीब पहुँचे व्यक्ति में भी जीवन डाल सकते हैं। यहाँ कुछ खास परिस्थितियों एवं रोगों के प्राथमिक उपचार के बारे में जानकारियाँ दी जा रही हैं

छोटे घाव

गिरने, किसी चीज से कटने या खरोंच लगने से चमड़ी का छिल जाना आम बात है। ऐसे में किसी बड़े इलाज की जरूरत नहीं होती। सिर्फ घाव को साफ रखना होता है। इससे कुछ दिनों में वह अपने आप भर जाता है।

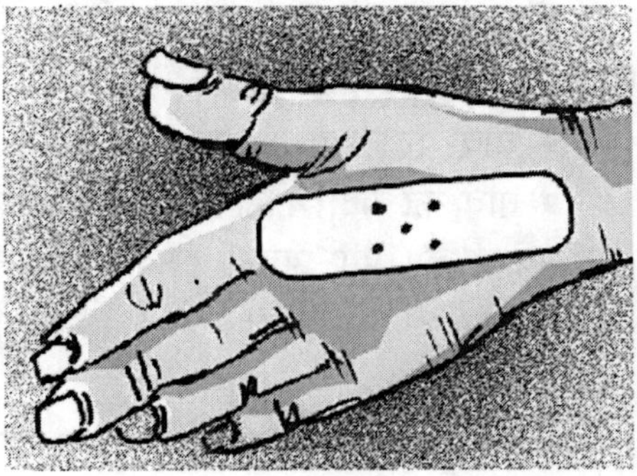

चोट लगने पर क्या करें

● घाव को साफ करने से पहले अपने हाथ साबुन और पानी से अच्छी तरह धोएँ।

● फिर घाव के इर्द-गिर्द की चमड़ी को साबुन और पानी से धोएँ। इससे उस पर जमी धूल और मिट्टी धुल जाएगी। धोते समय ध्यान रखें कि गंदा पानी घाव पर न जाए।

● अब घाव को साफ करें। इसके लिए साबुन और साफ पानी इस्तेमाल में लाएँ।

● घाव को साफ कपड़े से ढक दें। उसी पर टेप लगा दें या पट्टी बाँध दें।

● टेटनस से बचाव के टीके न लगे हों, तो डॉक्टर से राय लें। इससे पहले पूरे टीके आपने लगवाए हों तो हर दस साल बाद टेटनस टॉक्साइड का एक टीका लगवाते रहें। यह टीका आपका टेटनस से बचाव करेगा। तब हर बार चोट लगते ही डॉक्टर के पास भागने की जरूरत नहीं रहती।

घाव भरने तक

घाव को साफ रखें। इसके लिए उसे साफ कपड़े से ढककर रखें ताकि उस पर मक्खियाँ न बैठ सकें। घाव ढका रहे तो उसमें गंदगी भी नहीं जाती। वह कुछ दिन में ही भर जाता है।

क्या न करें

- घाव पर मिट्टी, कीचड़, गोबर, ग्रीस, मिट्टी का तेल कतई न लगाएँ।
- घाव पर कभी भी गंदा कपड़ा न बाँधें।
- घाव को गंदा न होने दें। इससे घाव बिगड़ सकता है। उसमें छूत लग सकती है। पीप पड़ना इसका लक्षण है।

ध्यान रखें

- छोटे घाव के मामले में घाव को साफ रखना ही इलाज के लिए काफी है।
- घाव तभी बिगड़ता है जब वह गंदा हो।
- घाव पर मिट्टी, कीचड़, गोबर लगाना खतरनाक है। इससे टेटनस होने का डर रहता है।

गहरा घाव

घाव गहरा भी हो सकता है। ऐसे में चमड़ी के कटे हुए किनारे एक-दूसरे से दूर चले जाते हैं। घाव भरने में तब कई दिन लग जाते हैं। तब तक छूत का डर बना रहता है।

घाव के दोनों किनारों को मिला देने से घाव जल्दी भर जाता है।

गहरा घाव होने पर क्या करें

- जैसा कि छोटे घाव के लिए बताया गया, वैसे ही घाव को पहले साफ करें।
- अगला कदम घाव के किनारों को एक-दूसरे से मिलाना है। अगर

घाव साफ़-सुथरा हो और घाव के किनारे खींचने से मिल जाते हों, तो टेप से काम चल सकता है।

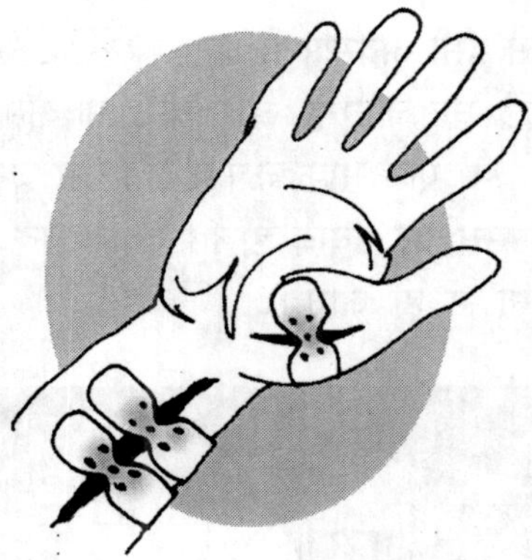

टेप की तितलीनुमा पट्टी बना लें। फिर घाव के किनारों को आपस में मिलाकर इस पट्टी को ऊपर से चिपका दें। इससे किनारे एक-दूसरे से सटे रहेंगे और घाव भर जाएगा।

● अगर घाव बड़ा हो या टेप से काम न बने, तो टाँके लगवाना जरूरी हो जाता है। इसके लिए डॉक्टर की मदद लें।

● पहले अगर टेटनस के टीके न लगे हों, तो डॉक्टर से जरूरी सलाह लें।

क्या न करें

● घाव अगर किसी जानवर के काटने से हुआ है तो उसे न सिलवाएँ।

● घाव पुराना और गंदा हो तो उसे खुद बंद न करें।

● घाव को गंदा न होने दें। उस पर भूलकर भी कीचड़, मिट्टी, गोबर या किसी दूसरे जानवर का मल न लगाएँ।

जब चोट से खून बह रहा हो

गहरी चोट में अगर जख्म से खून बह रहा हो, तो उसे रोकने के लिए तुरंत उपाय करना जरूरी है। वरना शरीर में अचानक खून की कमी हो जाने से जीवन खतरे में पड़ सकता है।

ऐसे में क्या करें

● जख्मी व्यक्ति को किसी सुरक्षित और आरामदेह जगह पर लिटा दें।

● उसके जख्मी अंग को शरीर की अपेक्षा ऊपर उठा लें। हो सके तो

उसे इसी अवस्था में बनाए रखें। इससे शरीर के उस भाग में खून का दौरा कुछ घट जाएगा और चोट से कम खून बहेगा।

● एक साफ कपड़ा लें। उसे जख्मी भाग पर रखें। फिर अपनी हथेली से उस पर दबाव डालें। दबाव तब तक बनाए रखें जब तक खून आना बन्द न हो जाए।

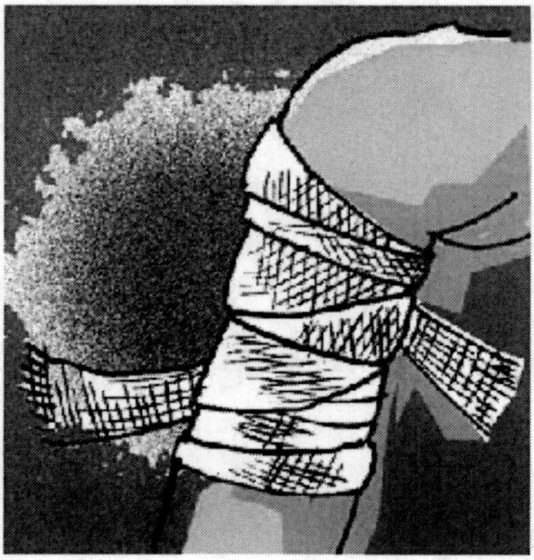

● अगर कोई साफ कपड़ा न मिले तो अपनी हथेली से आप सीधा ही घाव को दबा सकते हैं।

● जख्म को दबाए रखने से खून न रुके तो जख्मी टाँग या बाँह को बाँधना पड़ सकता है। साफ, लंबा और चौड़ा लिपटा हुआ कपड़ा या एक चौड़ी बेल्ट इस काम के लिए उपयुक्त है।

● जख्मी स्थान के ठीक पहले (यानी धड़ की तरफ) कपड़ा या बेल्ट बाँध देने से खून बहना अकसर बंद हो जाता है।

● कपड़े या बेल्ट को जख्मी अंग पर कसते समय यह ध्यान रखें कि अंग नीला न पड़े। अंग का नीला पड़ना इस बात का लक्षण है कि उसमें खून का दौरा रुक गया है। यह ठीक नहीं है। कपड़े या बेल्ट को थोड़ा ढीला कर दें।

● अगर ज्यादा खून बह जाए, तो घायल व्यक्ति के सिर को शरीर की अपेक्षा नीचा करके रखें। इससे उसके मस्तिष्क में खून का दौरा बना रहेगा। यह सावधानी उसे बेहोश होने से बचा सकती है।

● तुरंत डॉक्टरी सहायता लें।

क्या न करें

● खून रोकने के लिए मिट्टी, गोबर, मिट्टी का तेल, ग्रीस, नीबू या कॉफी को इस्तेमाल में न लाएँ। इन चीजों से खून बंद होने में मदद नहीं

मिलती। घाव खराब जरूर हो सकता है।

● जख्मी को डॉक्टर के पास ले जाते समय बिठाएँ नहीं, लिटाकर ही ले जाएँ।

● जख्मी अंग को बाँधने में हड़बड़ी न दिखाएँ। घाव पर दबाव डालने से ही खून रुक जाए तो वह बेहतर है।

● जख्मी अंग को बाँधने के लिए पतली रस्सी, डोर या तार इस्तेमाल न करें।

ध्यान रखें

● जख्मी अंग को लगातार बहुत समय तक बाँधे रखना ठीक नहीं। हर तीस मिनट पर कुछ सेकेंड के लिए बाँधी हुई चीज को ढीला कर दें।

● पास-पड़ोस में कोई डॉक्टर हो, तो तुरंत उसकी मदद लें। हो सकता है, वह घायल को अस्पताल ही भेजे। लेकिन समय से मदद घायल का जीवन बचा सकती है।

चाकू या गोली के गहरे घाव

बाँह या टाँग का घाव

क्या करें

● घाव से खून बह रहा हो, तो उसे रोकने की कोशिश करें। इसके लिए पहले दी गई हिदायतें अपनाएँ।

● जख्मी को तुरंत पास के अस्पताल ले जाएँ।

क्या न करें

● जख्म में छूटा चाकू या दागी गई गोली निकालने की कोशिश बिलकुल न करें।

● जख्म में कोई चीज न डालें, न ही उस पर किसी चीज का लेप लगाएँ।

छाती का घाव

छाती में चाकू या गोली लगना खतरनाक है। इससे फेफड़ा, दिल, खाने की नली जख्मी हो सकते हैं। समय न गँवाकर तुरंत डॉक्टरी सहायता लें।

क्या करें

● घाव को साफ कपड़े से ढक दें। घाव बहुत गहरा हो और उसके फेफड़े तक पहुँचने का अंदेशा हो, तो उसे सीलबंद करने के लिए यह नुस्खा अपनाएँ। साफ कपड़े का एक टुकड़ा लें। उसे खाना पकानेवाले तेल में भिगोएँ। फिर उसे घाव पर कसकर बाँध दें।

● जख्मी को जल्दी-से-जल्दी अस्पताल पहुँचाएँ।

पेट के घाव

पेट के अंदर तक गया चाकू या गोली का वार खतरनाक होता है। इससे जिगर, तिल्ली, गुरदा या आँत जख्मी हो सकते हैं।

क्या करें

● जख्मी को तुरंत अस्पताल ले जाने का इंतजाम करें।

● घाव को फिलहाल साफ पट्टी से ढक दें।

● पेट फटने से आँत बाहर आ जाए तो घबराएँ नहीं। उबले हुए पानी को ठंडा कर जरा सा नमक मिलाएँ। इसमें साफ कपड़ा भिगोएँ और घाव को उससे ढक दें।

क्या न करें

● घाव से आँत बाहर आ जाए तो उसे पेट में वापस डालने की कोशिश न करें।

● जख्मी व्यक्ति को मुँह से कुछ न दें। पानी, चाय-दूध भी नहीं। बहुत प्यास लग रही हों तो साफ कपड़े को पानी में भिगो लें। इससे वह अपना मुँह नम कर सकता है।

सिर का घाव

क्या करें

- घाव पर साफ पट्टी बाँध दें।
- जख्मी व्यक्ति को अधलेटा करके बिठाएँ।
- तुरंत अस्पताल ले जाएँ।
- अगर वह बेहोश है तो एक तरफ करवट देकर लिटाएँ।
- तब तक उसे मुँह से कुछ न दें, जब तक डॉक्टर अनुमति न दे।

गुम चोट

कई बार चोट पूरी तौर पर अंदरूनी होती है। मांसपेशी फट सकती है। जोड़ अपनी जगह से हिल सकता है। हड्डी भी टूट सकती है।

ऐसे में चोट को नजरअंदाज करना ठीक नहीं होता। लापरवाही या

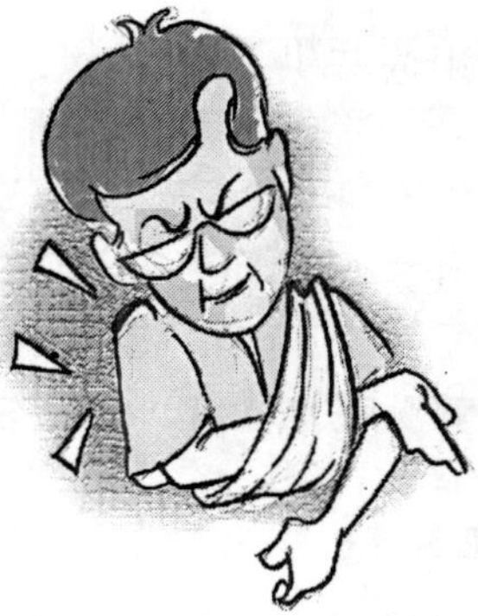

गलत इलाज से मामला बिगड़ सकता है। बिना बात ही पूरी उम्र की परेशानी खड़ी हो सकती है।

डॉक्टर को दिखा लेना ठीक होता है। वह जाँच करके पता लगा सकता है कि मोच है या हड्डी टूटी है।

शरीर के हर जोड़ पर कई मांसपेशियाँ काम करती हैं। किसी एक या अधिक मांसपेशी के फटने से ही मोच आती है। मांस फटना इसी का दूसरा नाम है।

इसमें काफी तकलीफ होती है। दर्द रहता है। कुछ ही देर बाद उस हिस्से में सूजन होने लगती है। यह सूजन कुछ रोज तक बढ़ती है। ठीक इलाज न मिलने से उम्र भर के लिए भी दिक्कत हो सकती है।

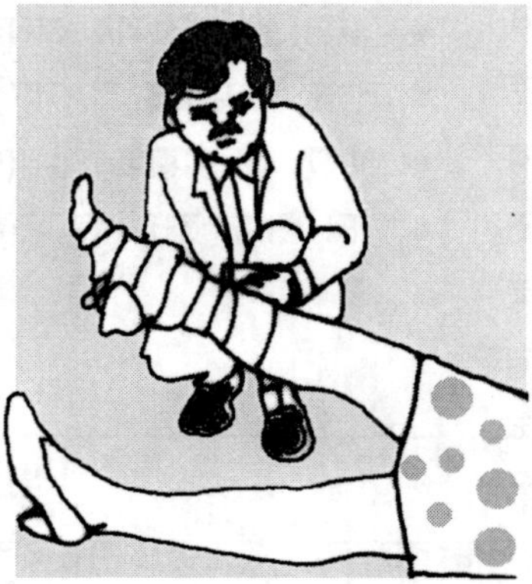

क्या करें

● जिस अंग में मोच आई हो, उसे किसी मजबूत चीज का सहारा दें। उसे हिलाएँ-डुलाएँ नहीं, न ही उस पर वजन डालें।

● मोच खाए अंग पर तुरंत से अड़तालीस घंटों तक बार-बार ठंडे पानी की पट्टियाँ रखें।

● फिर अड़तालीस घंटों के बाद गरम पानी का सेंक करें। पानी में थोड़ा सा नमक भी मिला लें। इससे सूजन उतरने में मदद मिलेगी।

● मोच खाए अंग को शरीर की अपेक्षा ऊँचा रखें। पैर में चोट हो तो उसके नीचे तकिया रख लें। बाँह में चोट होने पर उसे ऊपर उठाकर किसी चीज से बाँध दें। ऐसा करने से चोट में सूजन बढ़ेगी नहीं।

क्या न करें

● जिस समय चोट लगे, उस समय ज्यादा बहादुरी न दिखाएँ। कुछ लोग इसी चक्कर में चोट को बढ़ा लेते हैं।

● जब तक चोट पूरी तरह ठीक नहीं हो जाती, उस पर बिलकुल वजन न डालें।

● मोच खाए अंग की मालिश न करवाएँ। इससे तंतुपेशियों को नुकसान पहुँच सकता है और उम्र भर के लिए तकलीफ हो सकती है।

हड्डी टूटने पर

क्या करें

● हड्डी और उसके ऊपर-नीचें के जोड़ किसी मजबूत चीज के साथ बाँध दें। लकड़ी की खपाचियाँ, छाता, लाठी वगैरह इस काम आ सकते हैं। पर जिस चीज को बाँधें, उसकी लंबाई पूरी होनी चाहिए। इतनी कि हड्डी और ऊपर-नीचे के जोड़ बँध जाएँ, ताकि हड्डी हिल-डुल न सके।

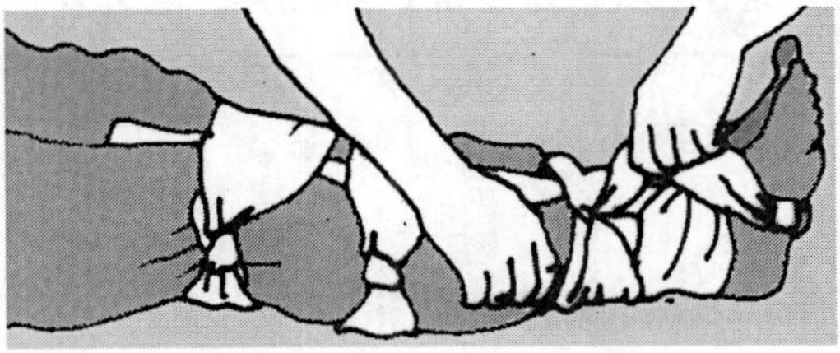

● कुछ मामलों में हड्डी का टूटा हुआ हिस्सा चमड़ी को चीरकर बाहर आ जाता है। ऐसे में ज्यादा खून बह रहा हो, तो उसे बंद करने की कोशिश करें। बाहर निकली हड्डी को वापस बिठाने की कोशिश बिलकुल न करें। तुरंत डॉक्टरी सहायता लें।

● गरदन या कमर की हड्डी टूटने का अंदेशा हो तो और ज्यादा सावधानी बरतें। संभव हो तो एंबूलेंस बुलवा लें। एंबूलेंस में स्ट्रेचर रहता है। घायल को उठाने के लिए इसका प्रयोग करें। अगर स्ट्रेचर न हो तो एक अच्छी तरह कसी हुई खाट काम में लाएँ। घायल व्यक्ति की गरदन और रीढ़ की कम-से-कम हरकत हो, इस बात का ध्यान रखें। तीन-चार व्यक्ति मिलकर घायल व्यक्ति को उठाएँ, तभी यह संभव है।

● उठाते समय ध्यान रहे कि गरदन और रीढ़ मुड़ें नहीं। गाड़ी में भी उसे सीधे लेटी हुई मुद्रा में ही ले जाएँ। करवट न दिलाएँ।

● गरदन टूटने का शक हो तो सिर के दोनों तरफ कपड़े की गाँठें, रेत के बोरे, या ऐसी ही कोई चीज रख दें। दोनों तरफ मजबूत सहारा रहने से गरदन हिलेगी-डुलेगी नहीं। भूलकर भी गरदन के नीचे तकिया न लगाएँ।

● जख्मी को तुरंत पास के बड़े अस्पताल में ले जाएँ।

क्या न करें

● हड्डी टूटने पर उसे पहलवान से बिठवाने या मलवाने की कोशिश न करें।

● टूटी हुई हड्डी को खुद जोर लगाकर सीधा करने की बिलकुल कोशिश न करें। यह काम डॉक्टर पर छोड़ दें।

● जब तक हड्ड़ी जुड़कर पूरी तरह ठीक नहीं हो जाती, उस पर वजन न डालें।

डूबते को कैसे बचाएँ

कई व्यक्ति डूबने से बाल-बाल बच जाते हैं। कोई उन्हें तालाब, पोखर, नदी में डूबते हुए देख लेता है और उनकी मदद को पहुँच जाता है। उस समय व्यक्ति किस हालत में होता है, इसका तुरंत जायजा लेना पड़ता है। उसका प्राथमिक उपचार इसी पर निर्भर करता है कि वह किस हालत में है। उसकी साँस चल रही है या नहीं? दिल की धड़कन बनी हुई है या नहीं? उसे और कोई चोट तो नहीं आई?

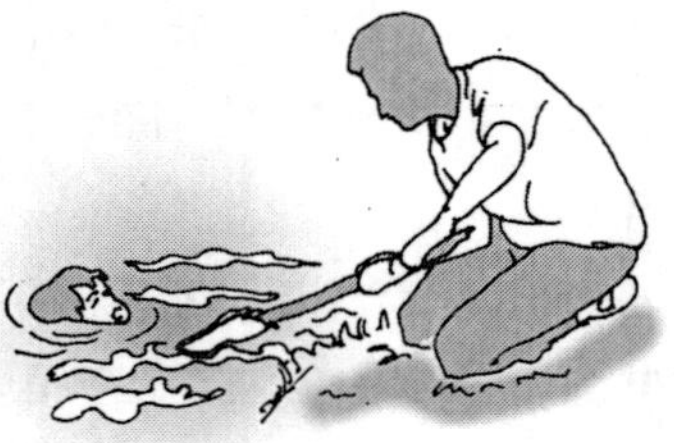

अकसर पानी फेफड़ों में नहीं भरा होता। साँस इसलिए रुक जाती है कि गला बंद हो जाता है। ज्यादा पानी पेट में गया होता है। इसे निकालने की कोई जरूरत नहीं होती।

जरूरत क्या है

● व्यक्ति की साँस ठीक से बनी रहे। उसके शरीर में ऑक्सीजन की कमी न हो।

● उसके दिल की धड़कन जिंदा रहे।

● वह जल्दी-से-जल्दी पास के अस्पताल पहुँच जाए। जिसे पूरा आराम आ जाए, वह भी। कई बार ठीक-ठाक दिखनेवाले व्यक्ति को भी कुछ घंटे बाद कठिनाई हो सकती है। उसकी साँस की नलियाँ

अचानक सूज सकती हैं। डॉक्टर दवा देकर इस स्थिति से उसे बचा सकता है।

क्या करें

● यदि व्यक्ति बेहोश है और उसने साँस लेनी बंद कर दी है तो जरा भी समय न गँवाएँ। तुरंत उसके मुँह से अपना मुँह सटाकर उसमें साँस फूँकने की कोशिश में जुट जाएँ।

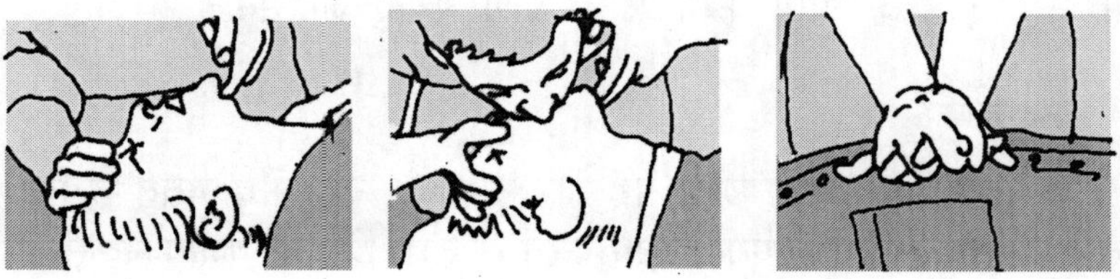

● चार बार जल्दी-जल्दी उसके मुँह में साँस फूँकें। फिर हर चार सेकेंड पर साँस फूँकने की क्रिया दोहराएँ।

● उसे जल्दी-से-जल्दी पानी से बाहर निकालें। जरा भी समय ज़ाया न होने दें।

● पानी से बाहर आ जाने पर उसे तुरंत अस्पताल ले जाने की व्यवस्था करें। देखें कि उसकी साँस ठीक से चल रही है या नहीं। उसके होंठ, नाखून और जीभ का रंग देखें। अगर रंग नीला है तो समझ लें साँस ठीक नहीं चल रही। ऐसे में उसे अपने मुँह से साँस देते रहें।

● साँस देने की खास विधि इस प्रकार हैव्यक्ति को पीठ के बल जमीन पर लिटा दें। उसका सिर पीछे की तरफ मोड़ें। जबड़ा खोल दें। अपनी उँगलियों से उसकी नाक बंद कर दें। उसके खुले हुए मुँह पर अपना मुँह रखकर पूरे जोर के साथ फूँक मारें। हर सेकेंड में यह क्रिया दोहराएँ। एक मिनट में पन्द्रह बार उसे साँस दें। तब तक साँस देते रहें जब तक कि उसकी साँस अपने से न चलने लगे।

● जैसे ही स्थिति सँभले, उसके कपड़े बदल दें। वह पूरी तरह होश में आ जाए तो उसे कुछ गरम पीने को दें।

● उसे अस्पताल ले जाएँ। अगर वह पूरी तरह होश में नहीं है, तो उसका सिर थोड़ा-सा नीचे और एक तरफ करवट दिलाकर रखें। इससे उसके भीतर का पानी फेफड़ों में नहीं जाएगा। बाहर आ सकेगा।

● अस्पताल ले जाते समय भी उसकी हालत पर नजर रखें। जरूरत होने पर रास्ते में भी साँस देते रहें।

ध्यान रहे

● साँस बंद हो जाने पर जीवन के केवल पाँच मिनट बाकी रह जाते हैं। इसलिए तुरंत उपाय करने से ही प्राण बचाए जा सकते हैं।

क्या न करें

● कभी भी पेट या छाती पर जोर न डालें। यह सोच गलत है कि इससे पानी बाहर आ जाएगा। ऐसा करने से लाभ होने के बजाय नुकसान हो सकता है। पानी पेट से निकलकर फेफड़ों में भर सकता है।

● हिम्मत न हारें। अस्पताल पहुँचने तक साँस देते रहें। धड़कन और साँस बनी रहे तो प्रायः जान बच जाती है।

● ठीक-ठाक दिखने पर भी व्यक्ति को अस्पताल जरूर ले जाएँ। घर पर बिठाकर न रखें। भीतर पानी गया हो तो स्थिति बाद में भी बिगड़ सकती है।

जहर खा या पी लेने पर

कई बार लोग गलती से ही कोई जहरीली चीज खा या पी लेते हैं। किसी गलत डिब्बे या बोतल में रखी चीजों के साथ यह भूल बहुत आम है।

कुछ लोग दिमागी परेशानी की हालत में भी भूल कर बैठते हैं। इन्हें तत्काल सहायता की जरूरत होती है।

जब व्यक्ति होश में हो

क्या करें

● पता करें कि उसने क्या लिया हैमिट्टी का तेल, पेट्रोल, तेजाब

और क्षार लिया हो तो छोड़ दें, वरना उसे तुरंत उलटी कराएँ।

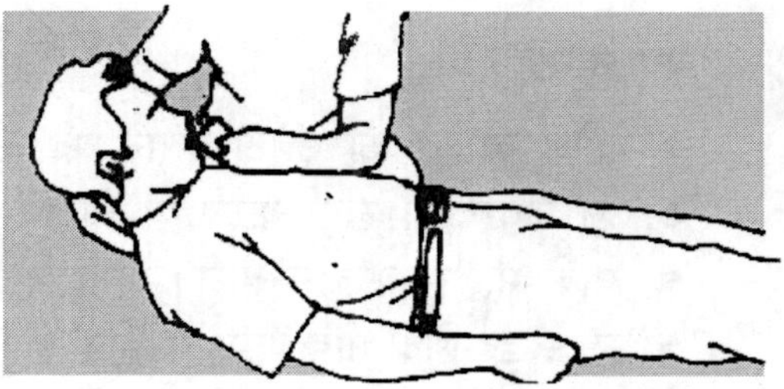

● गले में उँगली डालने से ही उलटी कराई जा सकती है या गरम पानी में खूब मात्रा में नमक डालकर पिलाएँ। जितना जहर बाहर आ जाए, अच्छा है।

● तुरंत डॉक्टरी सहायता लें। कई जहरीली चीजों को दवाओं से बेअसर किया जा सकता है।

● अगर व्यक्ति ने कोई दवा खाई है तो उसकी पन्नी या लेबल डॉक्टर के पास ले जाएँ। इससे मामला समझने में मदद मिलती है।

क्या न करें

● घरेलू इलाज में समय न गँवाएँ। जल्द-से-जल्द अस्पताल पहुँचें।

जब व्यक्ति होश में न हो

क्या करें

● उसकी नब्ज देखें। देखें कि साँस चल रही है या नहीं।

● यदि नब्ज चल रही है और साँस बंद है, तो मुँह-से-मुँह सटाकर साँस फूँकें।

● यदि नब्ज और साँस दोनों बंद हैं, तो साँस फूँकने के साथ-साथ दिल की धड़कन जगाने की कोशिश करें। कोई यह विद्या जानता हो तो उसे कोशिश करने दें। पास में कोई डॉक्टर हो तो उसे बुला लें।

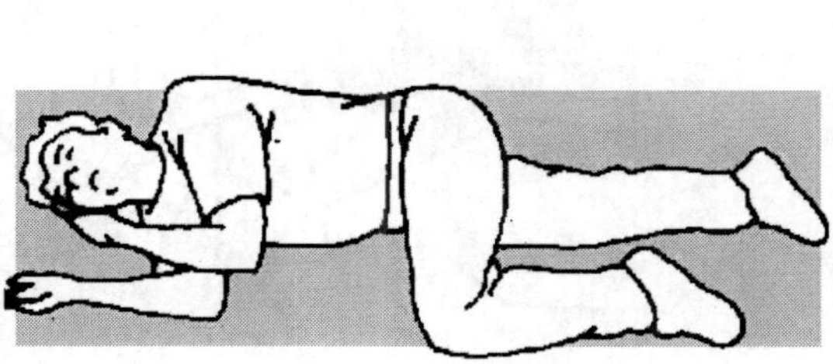

● उसे तुरंत पास के अस्पताल पहुँचाएँ।

क्या न करें

- बेहोश व्यक्ति को उलटी कराने की कोशिश न करें।
- उसे जबरदस्ती खड़ा करने या बिठाने की कोशिश भी न करें।
- उसके मुँह में कुछ न डालें। पानी भी नहीं।
- उसके इर्द-गिर्द भीड़ जमा न होने दें।
- ज्यादा सोच-विचार में समय न गँवाएँ। ध्यान रहे, एक-एक क्षण बेशकीमती है।

ऐसे हादसों से कैसे बचें ?

- सभी जहरीली चीजें बच्चों की पहुँच से दूर रखें।
- मिट्टी का तेल, कीटनाशक दवा, स्पिरिट जैसी जहरीली चीजें किसी शरबत की बोतल या सामान्य बरतन में बिलकुल न रखें।
- दवाएँ अलग अलमारी में रखें और उन पर ताला लगाए रखें।
- कोई भी दवा अँधेरे में बिना उसका लेबल देखे न लें।
- जहरीली चीजों के ऊपर हमेशा ठीक से लिखकर रखें कि भीतर क्या है।

साँस के साथ जहर अंदर पहुँचने पर

कुछ किस्मों के जहर नाक और मुँह से ही शरीर में पहुँच जाते हैं। खेत-खलिहानों में डाले जानेवाले कुछ रसायन शरीर पर बहुत बुरा असर डाल सकते हैं। कीटनाशक दवाएँ छिड़कते समय मुँह और

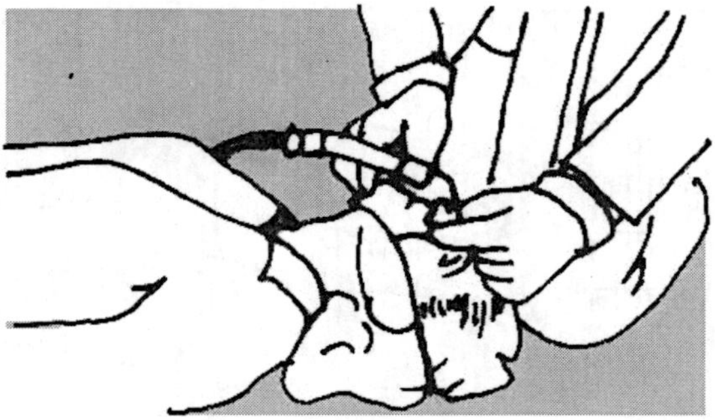

नाक को ढककर रखना बहुत जरूरी है। जरा सी असावधानी मौत ला सकती है

हादसे होते ही हैं। जहर का असर होने से कई तरह के कष्ट उठ खड़े होते हैं। सिर में दर्द, पेट में दर्द, उलटियाँ, दौरे, घुटन और बेहोशी भी हो सकती है।

क्या करें

● जहाँ दवा छिड़की जा रही है, वहाँ से व्यक्ति को दूर ले जाएँ। उसे चलाएँ नहीं। उठाकर दूसरी जगह ले जाएँ।

● अगर उसकी साँस रुक गई हो तो उसके मुँह-से-मुँह सटाकर साँस फूँकने की कोशिश करें।

● अगर उसके कपड़े या शरीर रसायन से भीगे हों तो उस पर खूब सारा पानी डालें, ताकि रसायन पूरी तरह धुल जाए। फिर उसके कपड़े बदल दें। ध्यान रखें कि जहर उसके पास न आए।

● तुरंत अस्पताल पहुँचाएँ।

कीटनाशक दवाओं से बचाव

क्या करें

● इस्तेमाल से पहले हाथ में रबड़ के दस्ताने पहन लें या प्लास्टिक अथवा पॉलीथीन लपेट लें।

● छिड़काव से पहले नाक और मुँह पर कपड़ा लपेट लें।

● घर में सभी खाने-पीने की चीजें ढककर रखें।

● छिड़काव के बाद कपड़े बदल लें। हाथ साबुन और पानी से अच्छी तरह धो लें।

क्या न करें

● कीटनाशक दवाओं के साथ लापरवाही न बरतें। ये रसायन त्वचा के रास्ते भी शरीर में पहुँच जाते हैं। इसलिए उन्हें नंगे हाथ नहीं छुएँ।

हलका जलने पर

क्या करें

● जले हुए अंग को तुरंत ठंडे पानी में डुबा लें। यह मुमकिन न हो तो उस पर बर्फ या ठंडे पानी की पट्टियाँ रखें। इससे जलन और दर्द में राहत मिलेगी।

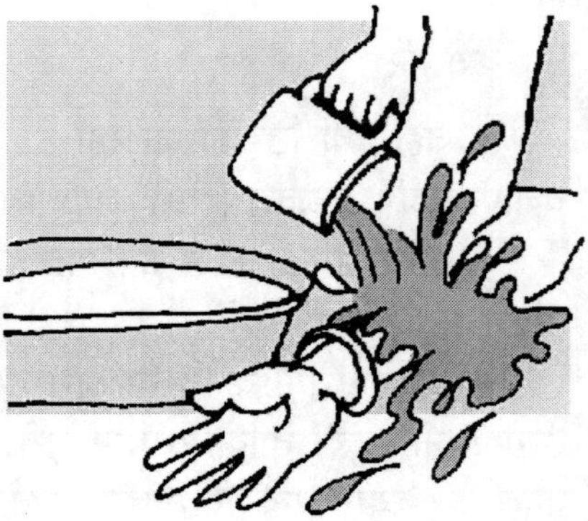

● अगर शरीर का थोड़ा हिस्सा जला हो और वहाँ सिर्फ हलकी सी लाली हो, तो घर पर ही इलाज हो सकता है। उस हिस्से को साफ-सुथरा रखें। उस पर वैस्लीन का हलका सा लेप कर दें।

● शरीर का बड़ा हिस्सा जल गया हो तो सतही असर होने पर भी डॉक्टर से राय जरूर लें।

क्या न करें

जले हुए अंग पर घी, मलहम या ग्रीस न लगाएँ। न ही मिट्टी या कीचड़ का लेप करें।

जलने से छाले पड़ जाने पर

क्या करें

● छालों से छेड़-छाड़ किए बगैर उन्हें साफ कपड़े से ढककर रखें।

● छाला फूट जाए तो साबुन और उबालकर ठंडे किए हुए पानी से उस हिस्से को धो दें। उस पर नीली दवा (जेन्शियनवायलेट) लगाएँ और खुला छोड़ दें। सफाई का पूरा ध्यान रखें। घाव को धूल, गंदगी और

मक्खियों से बचाएँ। चाहें तो उसे किसी पतले कपड़े से ढक दें।

क्या न करें

छालों को फोड़ें नहीं, न ही उनमें सूई डालकर उन्हें पिचकाने की कोशिश करें।

आग लगने पर

क्या करें

● अगर कपड़े आग पकड़ लें तो एकदम से जमीन पर लेट जाएँ और

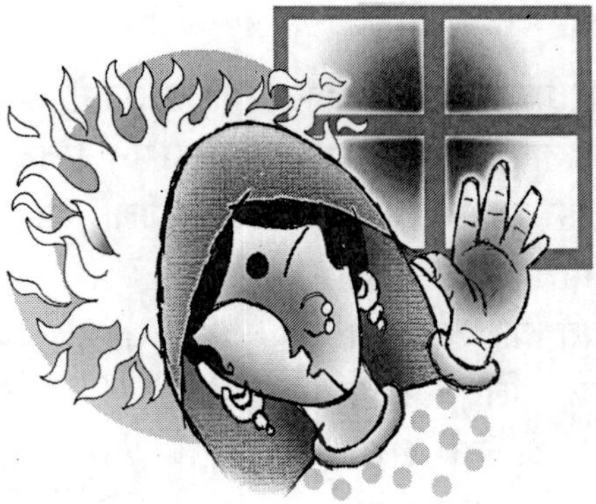

लोट लगाएँ। इससे आग पूरे बदन में नहीं फैलती और बुझ जाती है।

● तुरंत मदद के लिए आवाज लगाएँ।

● पास में कोई हो तो उसे चाहिए कि वह तुरंत उस व्यक्ति के कपड़ों में लगी आग को बुझाए। इसके लिए वह खुली मात्रा में पानी का इस्तेमाल कर सकता है। पानी एकदम से न मिल पाए तो किसी मोटे कपड़े, कंबल, कोट आदि से आग बुझाएँ।

● जले हुए अंगों पर खूब मात्रा में ठंडा पानी डालें।

● जले हुए बदन को किसी साफ कपड़े या चादर से ढक दें।

● जले हुए व्यक्ति को तुरंत अस्पताल ले जाएँ। रास्ते में उसे खूब मात्रा में पानी या कोई तरल पदार्थ देते रहें और उसे हिम्मत बँधाते रहें।

क्या न करें

● आग लगने पर घबराकर इधर-उधर भागें नहीं। सीधा खड़े रहने या भागने से आग की लपटें ऊपर की तरफ बढ़कर पूरे बदन को झुलस देती हैं।

● जले हुए बदन से उतना ही कपड़ा काटकर उतार लें जो बदन से चिपका न हो। शरीर से चिपके हुए कपड़े को खींचकर निकालने की कोशिश न करें।

● ज़ले हुए हिस्से पर तेल, चरबी, घी या मरहम कुछ भी नहीं लगाएँ।

बिजली का करंट छू जाने पर

क्या करें

● कोई व्यक्ति घर, दफ्तर या कारखाने में किसी बिजली की चीज से पकड़ा जाए, तो तुरंत बिजली का मेन स्विच बंद कर दें।

● यह दुर्घटना सड़क चलते बिजली की नंगी तार के संपर्क में आने से भी हो सकती है। उस व्यक्ति को करंट से छुड़ाने के लिए सूखी लकड़ी, लाठी या रस्सा इस्तेमाल करें। ध्यान रहे कि वह बिलकुल सूखी हो, वरना मदद करनेवाला भी जान से हाथ धो बैठ सकता है।

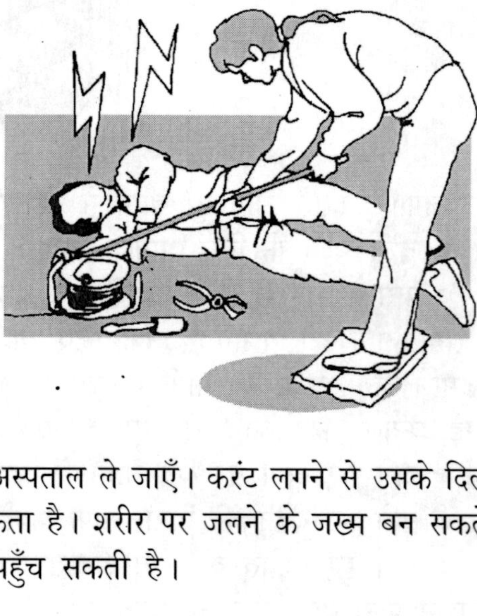

● बिजली से पूरी तरह संपर्क टूटने पर ही उस व्यक्ति को छुएँ। उसे तुरंत अस्पताल ले जाएँ। करंट लगने से उसके दिल की धड़कन में अंतर आ सकता है। शरीर पर जलने के जख्म बन सकते हैं। भीतरी अंगों को चोट पहुँच सकती है।

बंद कमरा और अँगीठी का जहर

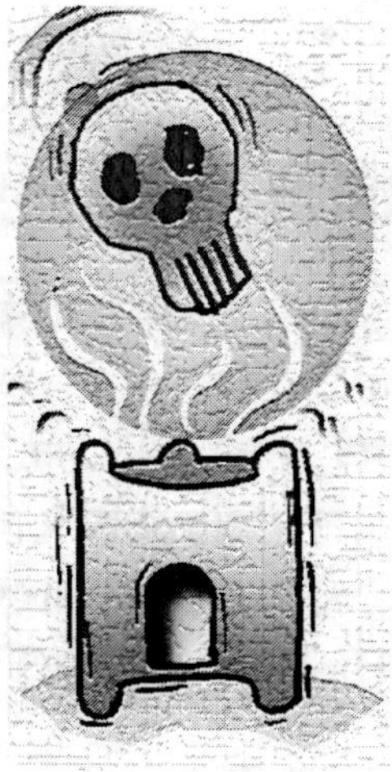

ठंड के दिनों कमरे में अँगीठी जलाकर सो जाना बहुत खतरनाक है। कमरे में इससे जहरीली गैस इकट्ठी हो सकती है। यह गैस कार्बन मोनो-ऑक्साइड कहलाती है। उससे कोई गंध नहीं आती, न ही वह दिखाई देती है। इसलिए कमरे में फैल जाने पर उसका पता नहीं चल पाता।

बेहतरी इसी में है कि बंद कमरे में लकड़ी या कोयला न जलाएँ।

कार्बन मोनोऑक्साइड शरीर में फैल जाने पर आदमी पर बेहोशी छा जाती है। यह बेहोशी गहरी होती जाती है और मौत में बदल सकती है। साँस घुटने लगती है। नाखून, होंठ और चमड़ी का रंग सुर्ख लाल या गुलाबी हो जाता है।

कोई समय से पहुँच जाए तो उसे तुरंत कमरे के सभी खिड़की-दरवाजे खोल देने चाहिए। बेसुध व्यक्तियों को तुरंत खुली हवा में ले जाना चाहिए और डॉक्टरी सहायता लेनी चाहिए।

शरीर पर तेज़ाब या कोई रसायन गिरने पर

क्या करें

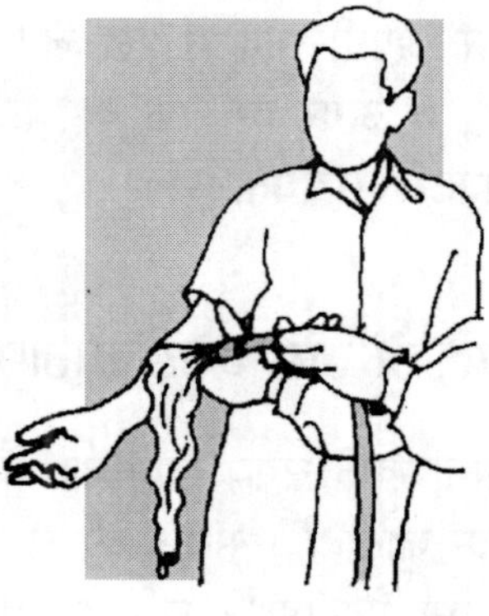

- उस अंग को तुरंत खूब सारे पानी से धोएँ। पास में नल हो और उसमें पानी हो तो बदन के उस हिस्से को नल की धार में दस-पंद्रह मिनट तक धोते रहें। उससे उस पर गिरा रसायन धुल जाएगा।
- डॉक्टर से सलाह लें।

क्या न करें

● जले हुए अंग पर अपनी मरजी से किसी चीज का लेप न लगाएँ।

बेहोशी छाने पर

कई बार अच्छा-खासा व्यक्ति अचानक बेहोश हो जाता है। हालाँकि उसे एक-दो मिनट में ही होश आ जाता है, पर पूरी तरह ठीक होने में थोड़ा समय लगता है। उसके चेहरे का रंग उतर जाता है। ताकत नहीं रहती, पर नब्ज और साँस ठीकठाक चलती रहती हैं।

ऐसा कई कारणों से हो सकता है। थकान, भूख-प्यास, मानसिक चोट, हवा न मिलने, भय और गरमी लगने से भी ऐसा हो सकता है।

क्या करें

● उसे सीधे या एक तरफ करवट दिलाकर लिटा दें। उसकी टाँगों को ऊँचा करके रखें।

● उसे ऐसी जगह लिटाएँ जहाँ उसे आसानी से ताजा हवा मिलती रहे।

● उसके माथे पर ठंडे पानी की पट्टी रखें।

● होश आने पर उसकी हिम्मत बँधाएँ। उसे उठकर बैठने में मदद करें।

● अगर उस पर फिर से बेहोशी छाने लगे तो उसे कहें कि वह अपना सिर अपनी गोद में रख ले। लम्बी साँस ले।

● अगर देर तक बेहोशी छाई रहे तो उसकी नब्ज और साँस देखें। डॉक्टरी सहायता लें।

गले में जब कोई चीज फँस जाए

खाना खाते समय खाने का कौर गले में फँसने से साँस की नली अचानक रुक जाती है। संकट की यह घड़ी किसी दूसरी चीज के गले में फँसने से भी पैदा हो सकती है।

ऐसे में व्यक्ति साँस नहीं ले पाता और उसकी जान को खतरा होता है। उसे तुरंत मदद की जरूरत होती है।

क्या करें

● व्यक्ति के पीछे खड़े होकर उसकी कमर में अपनी दोनों बाँहें डाल लें।

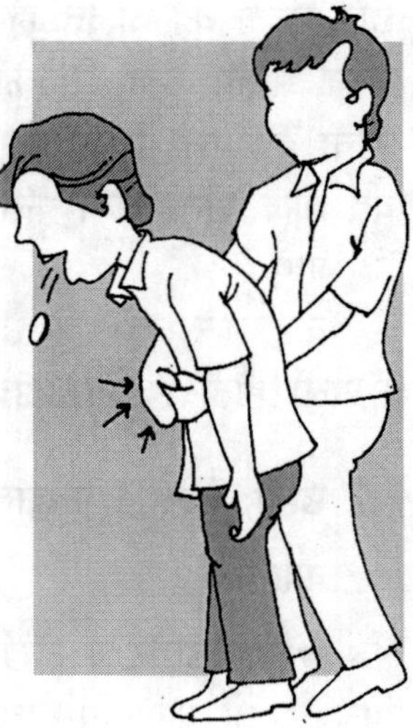

● उसके पेट पर छाती से नीचे और नाभि से ऊपर अपने दोनों हाथों को एक-दूसरे में फँसाकर मुट्ठी बाँध लें।

● मुट्ठी बाँधने पर आपके दोनों अँगूठे उस व्यक्ति के पेट को छूने चाहिए।

● अब उसके पेट को एक झटके के साथ ऊपर की तरफ दबाएँ।

● यदि एक बार में फँसी चीज न निकले तो दुबारा उसके पेट को झटके के साथ दबाएँ। तब तक कोशिश करते रहें जब तक कि चीज बाहर नहीं आ जाती।

अगर दूसरा व्यक्ति आपसे बड़ा या भारी हो और आपसे सँभल न सके तो यह करें

● तुरंत उसे पीठ के बल जमीन पर लिटा दें।

● फिर उसकी जाँघों के दोनों तरफ अपने घुटने जमाकर बैठ जाएँ। आपका मुँह उसके चेहरे की तरफ रहे।

● अब उसके पेट पर छाती के नीचे और नाभि के ऊपर अपनी हथेली रख दें।

● दूसरी हथेली पहली हथेली पर रखकर एक झटके के साथ पेट को ऊपर की ओर दबाएँ।

क्या न करें

● समय न गँवाएँ। उस व्यक्ति की जान खतरे में है। उसे तुरंत

आपकी मदद चाहिए।

● उसके मुँह में पानी न उड़ेलें। इससे मामला और बिगड़ सकता है।

कोई उलट-पुलट चीज निगलने पर

छोटे बच्चों की आदत होती है कि वे हर चीज को मुँह में डाल लेते हैं। बटन, मोती, कंचा, सिक्का जैसी चीजें कई बार उनके हलक से नीचे चली जाती हैं। ऐसे में घर पर सभी को चिंता हो जाती है। मन डरता है कि वह चीज भीतर कहीं फँस न जाए। या उससे बच्चे को कोई नुकसान न हो जाए।

कई बार बड़ों के साथ भी ऐसा हो जाता है। मुँह में कोई चीज सँभाली होती है और अचानक वह नीचे चली जाती है।

छोटी, बिना चुभनेवाली चीज निगलने पर

क्या करें

● हड़बड़ाहट न दिखाएँ। सूझबूझ से काम लें। यदि चीज छोटी और गोल है, तो वह अपने आप पाखाने के रास्ते बाहर चली जाएगी। इसमें एक-दो दिन का समय लग सकता है।

● नरम चीजें, जैसे केला, डबल रोटी आदि खाना उपयोगी हो सकता है। पानी भी अधिक मात्रा में दें।

चेतावनी यदि निगलने या साँस लेने में कोई तकलीफ हो, तो तुरंत डॉक्टरी सलाह लें।

क्या न करें

● उलटी कराने की कोशिश न करें। इससे बिना बात ही स्थिति बिगड़ सकती है।

● दस्तावर दवा देना भी ठीक नहीं। चीज को अपने से बाहर आने का समय दें।

कोई नोकदार या बड़ी चीज निगलने पर

क्या करें

● सूई, तार, सेफ्टी पिन या शीशे का मुँह से नीचे चले जाना खतरनाक है। फिर भी घबराएँ नहीं। जल्द-से-जल्द अस्पताल पहुँचें।

● बड़े अस्पतालों में विशेष यंत्र होते हैं। उनसे चीज की सही स्थिति मालूम हो जाती है। एक्स-रे भी लिए जा सकते हैं। फिर चीज को बाहर निकालने की तरकीब लगाई जाती है।

क्या न करें

● इधर-उधर सलाह लेने में समय न गँवाएँ।

● व्यक्ति को कुछ खाने-पीने को न दें। हो सकता है, अस्पताल पहुँचते ही डॉक्टर ऑपरेशन करना चाहे।

आँख में कुछ गिरने पर

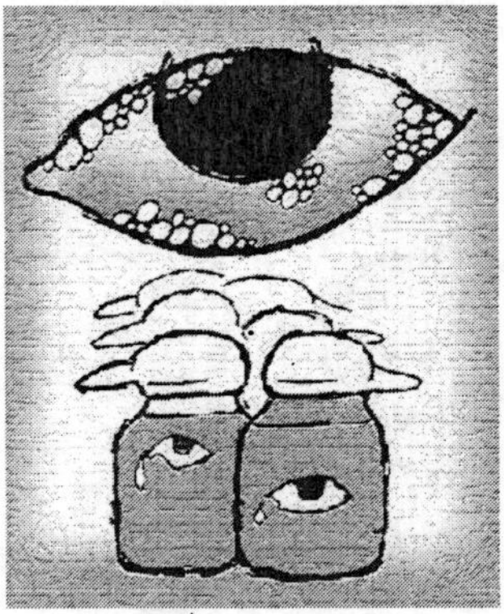

आँख में किसी भी चीज के गिरने पर बहुत तकलीफ होती है। आँख में चुभन होने लगती है और आँसू गिरने लगते हैं। कई बार इसी से आँख साफ हो जाती है। लेकिन अगर चीज आँख में ही रहे, तो पूरी समझदारी से काम लेना होता है।

क्या करें

● एक कटोरी में साफ पानी लें।

● उसे आँख के साथ सटाकर आँख को धोएँ। इससे वह चीज आँख से धुलकर बाहर आ जाएगी।

अगर वह चीज आँख की ऊपरी पलक में छिप जाए, तब यह विधि अपनाएँ

● किसी दूसरे समझदार व्यक्ति को बुला लें। उसके हाथ साबुन और पानी से धुलवा दें।

● अब अपनी नजर पैरों की तरफ टिका लें।

● दूसरे व्यक्ति से कहें कि वह आपकी ऊपरी पलक को पलटकर देखे। उसके पलक पलटने से भीतर छुपी चीज सामने आ जाएगी। किसी साफ रूमाल के कोने को हलका सा गीला करके वह उसे बाहर खींच ले।

अगर कोई चीज आँख से बिलकुल चिपक जाए तो उससे छेड़छाड़ न करें। आँख को बंद कर उस पर पट्टी बाँध लें और डॉक्टर को दिखाएँ।

क्या न करें

● आँख में कुछ गिरने पर कभी आँख को मलें नहीं। इससे आँख के जख्मी होने का डर रहता है।

● आँख में गिरी हुई चीज को निकालने के लिए कभी किसी नुकीली चीज का इस्तेमाल न करें। ब्लेड या चाकू का इस्तेमाल उसे बुरी तरह जख्मी कर सकता है।

नाक में कुछ फँसने पर

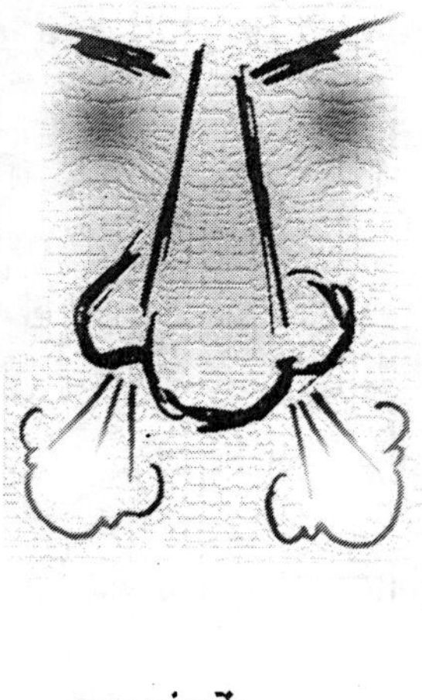

बच्चे खेलते-खेलते कभी अपने नाक में कोई चीज फँसा लेते हैं। बड़ों के साथ भी कभी-कभी ऐसा हो जाता है।

क्या करें

● आसानी से चीज बाहर आ जाए तो अच्छा है। पर जोर-जबरदस्ती बिलकुल न करें। तुरंत पास के अस्पताल में डॉक्टर से मिलें। विशेष औजारों की मदद से डॉक्टर उस चीज को आसानी से बाहर खींच सकता है।

क्या न करें

● चीज को निकालने के लिए अपनी नाक जोर से न सिनकें। इससे

नुकसान पहुँच सकता है।

● नाक के भीतर सलाई या कोई और चीज न डालें। इससे चीज नाक के ज्यादा अंदर जा सकती है। नाक में चोट भी आ सकती है।

कान में कुछ जाने पर

बच्चे खेल-खेल में कई बार कान में भी कोई चीज डाल लेते हैं। बड़ों के कान में भी कान साफ करते हुए रुई का फाहा अंदर छूट सकता है। कभी-कभी कोई कीट-पतंग भी कान में घुस जाता है। उसकी घूँ-घूँ और भीतर-भीतर चलना परेशान कर देता है।

उलट-पुलट चीज कान में जाने पर

क्या करें

● चीज बिलकुल बाहर की तरफ पड़ी होने पर उसे दूसरे की सहायता से निकलवा लें।

● यदि चीज ज्यादा अंदर घुस गई हो तो खुद छेड़-छाड़ न करें। डॉक्टर के पास जाएँ। उसी से इसे निकलवाएँ।

क्या न करें

● चीज को निकालने के लिए कान के अंदर सलाई न डालें। न ही कोई दूसरा प्रयोग करें।

कान के भीतर की रचना नाजुक होती है। कान के परदे को भी चोट आ सकती है। इससे मामला बिगड़ सकता है।

कान में कीड़ा जाने पर

क्या करें

● व्यक्ति को आराम से कहीं बिठा लें। उसका सिर दूसरी तरफ झुका लें ताकि जिस कान में कीड़ा है वह ऊपर की तरफ उठा रहे।

● कान में नल का साफ पानी धीरे-धीरे डालते जाएँ। इससे कीड़ा पानी के साथ बाहर आ जाएगा।

● हो सकता है, कोशिश कामयाब न हो। तब अस्पताल जाकर डॉक्टर की मदद लें।

क्या न करें

● कान का परदा पहले से फटा हुआ हो, तो कान में पानी, तेल आदि न डालें। डॉक्टर से ही मिलें। तब तक व्यक्ति का धीरज बनाए रखें।

कान का दर्द

कान में कई कारणों से दर्द उठ सकता है। भीतर पीप पड़ सकती है। जुकाम, टान्सिल सूजने या खसरा होने पर कान का परदा अंदर खिंच सकता है। कान में फुंसी हो सकती है। दाँत की तकलीफ से भी कान दर्द हो सकता है। पहाड़ चढ़ते-उतरते समय भी कान का परदा अंदर खिंच सकता है।

पीप पड़ने पर भीतर चबक-चबक होती है। तेज दर्द भी हो सकता है। बेचैनी होने लगती है। बुखार आ जाता है। कान से पीप बहकर बाहर आ सकती है।

कान में पड़ी पीप से उठे दर्द में
क्या करें

● बच्चे को पैरासिटामोल सिरप की एक खुराक दे दें। बड़ा व्यक्ति पैरासिटामोल की दो गोलियाँ ले सकता है।

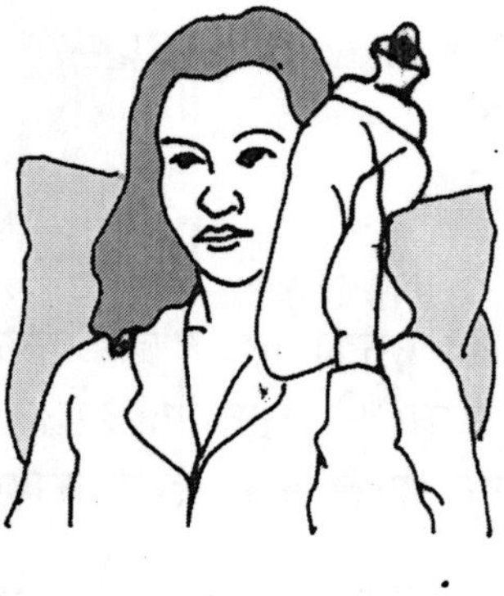

● गरम पानी कर, उसे बोतल में भर लें। बोतल को तौलिए में लपेट लें। उसे कान पर रखें। इससे आराम पहुँचेगा।

● हो सकता है, उठकर बैठने से आराम मिले। ऐसा हो तो लेटने की बजाय बैठे रहें।

● डॉक्टर से मिलें। कान में पीप पड़ना छोटा-मोटा रोग नहीं। उसे नजरअंदाज करना घातक हो सकता है।

क्या न करें

● कान में गरम तेल या कोई दूसरी चीज न डालें। इससे मामला बिगड़ सकता है।

कान का परदा खिंचने पर क्या करें

● मुँह बंद रखें। नाक को उँगली और अँगूठे के बीच भींच लें और फिर भिंची हुई नाक को फुलाएँ।

● इस समस्या से बचा भी जा सकता है। पहाड़ से उतरते समय सफर में गोली चूसते रहें।

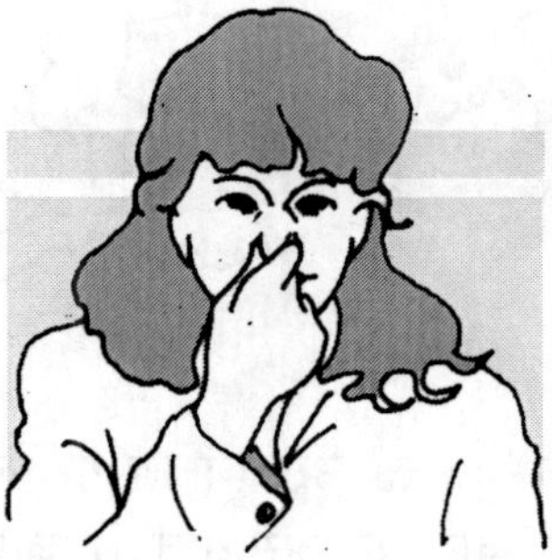

साँप के काटने पर

हर साल सैकड़ों लोग साँप के काटने से मर जाते हैं। समय से ठीक इलाज मिल जाए, तो प्राण बचाए जा सकते हैं। यों भी हर साँप जहरीला नहीं होता। हो सके तो इसकी पहचान कर लेनी चाहिए कि किस नस्ल के साँप ने काटा है। इससे उसके जहर को तोड़नेवाली सही दवा दी जा सकती है।

क्या करें

● जिसे साँप ने काटा है, उसका धीरज बँधाएँ। हिम्मत दें। यह विश्वास जगाएँ कि उसे कुछ नहीं होगा।

● जहाँ साँप ने डंक मारा हो, उस भाग को साबुन और पानी से धो लें।

● इस अंग को बिलकुल हिलाएँ-डुलाएँ नहीं। अगर पाँव पर काटा

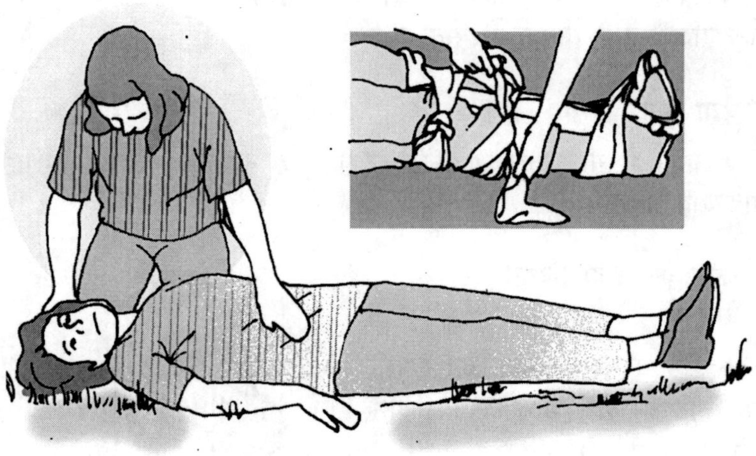

गया है, तो उस व्यक्ति के लिए चलना भी मना है। उसे स्ट्रेचर, तख्ते या खाट पर अस्पताल ले जाएँ।

● डंक के थोड़ा ऊपर, अंग पर कपड़ा बाँध दें। इसके कसे रहने से जहर शरीर में नहीं फैलता। इसे कसते समय बीच में एक लकड़ी की डंडी भी साथ कस दें। ताकि खून का दौरा कुछ-कुछ बना रहे।

● यह कपड़ा हर तीस मिनट बाद एक मिनट के लिए जरूर खोल दें। अधिक समय तक खून का दौरा कम रहने से अंग मर सकता है।

● प्राथमिक उपचार के बाद जल्द-से-जल्द अस्पताल पहुँचें। समय से अस्पताल पहुँचे व्यक्ति की जान बचाई जा सकती है। देर हो जाने पर दवाएँ काम नहीं कर पातीं।

क्या न करें

● मिर्च या नीम के पत्ते खा लेने से जहर नहीं मरता। साँप जहरीला हो तो घरेलू इलाज काम नहीं करते। इसलिए उनमें समय नष्ट न करें। हर मिनट कीमती है।

● सपेरों, ओझों, पीर-फकीरों के पास साँप काटे का कोई इलाज नहीं। उनके इलाज से उनमें आस्था रखने वाले रोगी को केवल मानसिक समर्थन प्राप्त होता है, जिसकी भूमिका बहुत सीमित है।

● उस व्यक्ति को किसी भी रूप में शराब न दें। शराब जहर को शरीर में फैलाती है।

● डंक पर चीरा लगाना लाभ नहीं पहुँचाता। इसलिए चीरा न लगाएँ।

बिच्छू का डंक

कुछ ही बिच्छू इतने जहरीले होते हैं कि आदमी के प्राणों के लिए खतरा बनें। अकसर डंक की जगह दर्द होता है, लाली हो जाती है और सूजन आ जाती है। जहर का जोर अधिक हो तो हालत एकदम ही बिगड़ सकती है।

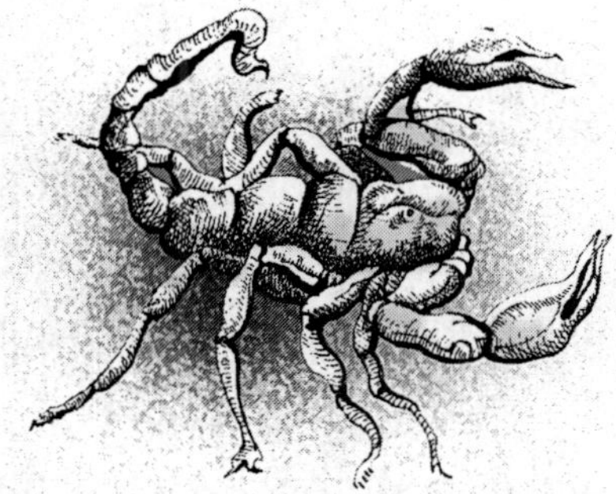

बच्चों में मामला बिगड़ते देर नहीं लगती। दक्षिण भारत में भी बिच्छुओं की ऐसी नस्लें हैं, जिनका काटना बड़ों के लिए भी मौत बन सकता है।

क्या करें

● डंकवाले स्थान को अच्छी तरह धो दें।

● तुरंत डॉक्टरी सहायता लें।

● दवा की दुकान से जायोलोकेन का टीका ले लें। इसे काटे हुए अंग पर लगाएँ। दर्द से राहत मिलेगी।

● प्याज का टुकड़ा ले लें। इसे काटकर डंकवाले स्थान पर रगड़ें। दर्द कम हो जाएगा।

क्या न करें

● डंक लगने की बात नजरअंदाज न करें। हालत बिगड़ने से पहले डॉक्टरी सहायता लेना जरूरी है।

मकड़ी का डंक

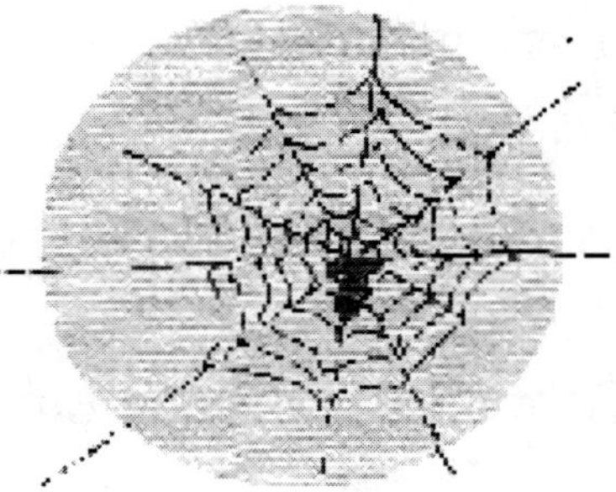

मकड़ी का डंक खतरनाक नहीं होता। उसके जहर से जलन और पेशियों में दर्द उठता है। प्राण नहीं जाते।

क्या करें

- डंकवाले स्थान को धो दें।
- दर्द दूर करने के लिए कोई दवा ले लें।
- मांसपेशियों में दर्द हो तो गरम पानी का सेंक करें।
- ज्यादा तकलीफ हो तो डॉक्टर से मिलें। मांसपेशियों को आराम देने के लिए वह टीका लगा सकता है।

मधुमक्खी और ततैये का डंक

मधुमक्खी और ततैये का डंक कुछ ही लोगों में खतरनाक होता है। जिन्हें इससे एलर्जी होती है, उन्हें ही खतरा रहता है। लेकिन डंकवाले स्थान में दर्द और सूजन हर किसी को होती है।

क्या करें

- डंक को चाकू से खुरच दें। दबाकर निकालने की कोशिश बिलकुल न करें। दबाने से वह और अधिक अंदर चला जाता है।

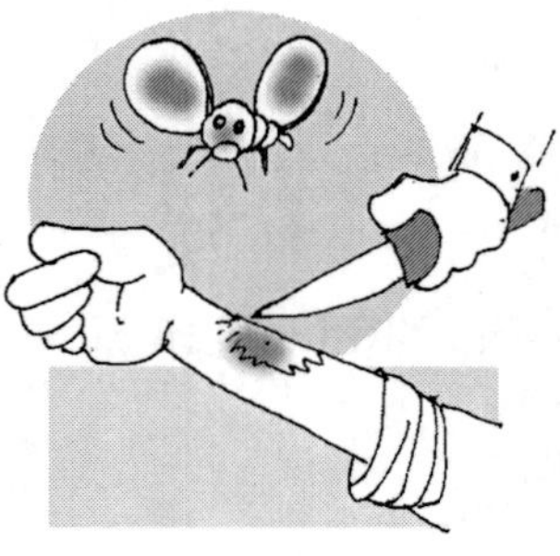

- मधुमक्खी का जहर ठंडा करने के लिए सोडा या नीली दवा लगाएँ। ततैये के काटे पर सिरका या नींबू का रस लगाएँ। इससे जहर बेअसर हो जाएगा।
- जिसे एलर्जी हो, उसे तुरंत डॉक्टरी

सहायता चाहिए। एड्रनालिन और कोर्टिसोन के दो टीके लगने से उसकी जान बच सकती है।

कुत्ते या किसी जानवर के काटने पर

किसी भी गरम खूनवाले जानवर का काटना जीवन के लिए खतरा बन सकता है। कुत्ते, बिल्ली, लोमड़ी, भेड़िए, सियार, गीदड़, चमगादड़ और घूस के काटने पर इलाज कराना जरूरी है। जिस जानवर का व्यवहार अजीब हो, कभी बिलकुल चुप कभी उग्र हो जाए, चिड़चिड़ापन दिखाए, उसके काटने का तुरंत इलाज बहुत जरूरी है। जानवर को रेबीज हो तो उसके काटे का तोड़ तभी हो सकता है। ठीकठीक प्राथमिक उपचार और समय से रेबीज-रोधी टीके लगवाकर ही इस प्राणलेवा रोग से बचा जा सकता है। देर हो जाने पर कोई इलाज काम नहीं करता।

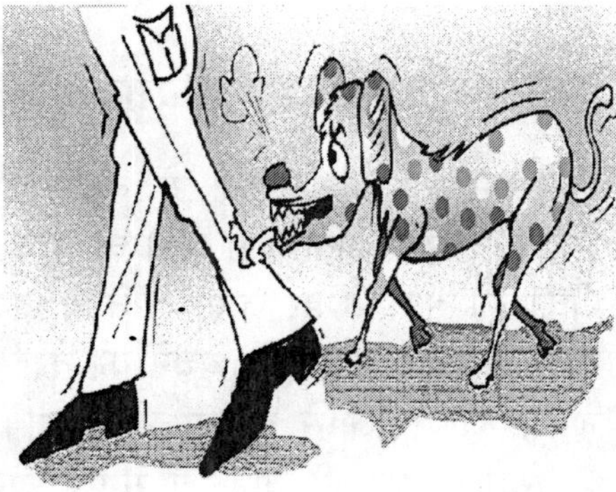

जानवर का चाटना भी रेबीज पैदा कर सकता है। उसे नजरअंदाज नहीं करना चाहिए।

क्या करें

● घाव को तुरंत साबुन-पानी से धोएँ। अगर साबुन न मिले, तो खूब सारे पानी से ही धो दें। नल की धार सीधी ही घाव पर छोड़ दें। अगले पाँच मिनट तक उस पर पानी चलने दें।

● घाव पर स्पिरिट लगाएँ या फिर टिंचर आयोडिन।

● घाव को खुला रखें। घाव बड़ा होने पर भी आमतौर से टाँके नहीं लगाए जाते।

● पास के अस्पताल में संपर्क करें। डॉक्टर आगे के इलाज का

फैसला करेगा। सलाह लेने में देर करना ठीक नहीं।

क्या न करें

● घाव पर मिर्च या हलदी का लेप न लगाएँ। इससे जहर नहीं मरता।

● घाव पर कारबोलिक एसिड न लगाएँ। पहले यह दवा लगाई जाती थी। पर अब इसकी सलाह नहीं दी जाती। इससे त्वचा जल जाती है और गहरे निशान पड़ जाते हैं।

● इलाज को बीच में न छोड़ें। जितने टीके बताएँ, पूरे करें।

रेबीज-रोधी टीकों की बाबत

एक समय था कि रेबीज से बचने के लिए पेट में चौदह इन्जेक्शन लगवाना जरूरी होता था। बच्चे तो बच्चे, बड़े भी कुत्ते के काटे से ज्यादा, टीकों की सोच से डर जाया करते थे, क्योंकि दूसरा कोई विकल्प न था। रेबीज हो जांने पर उससे बचने की कोई संभावना न थी और कोई टीका न था, जो रेबीज से बचाव करा पाता।

रेबीज़ आज भी जानलेवा रोग है, पर उससे बचने के लिए अब कई तरह के टीके बनने-मिलने लगे हैं। उनके बारे में लोगों में तरह-तरह की भ्रांतियाँ व्याप्त हैं, इसलिए जब अपने लिए, बच्चे के लिए या किसी परिजन के लिए रेबीज बचावकारी टीके की जरूरत पड़ती है तो मन उलझन में पड़ जाता है।

वास्तविकता यह है कि देश में आज चार किस्म के रेबीज प्रतिरोधक टीके उपलब्ध हैं

1. सैंपल वैक्सीन (इसे ए.आर.वी. भी कहते हैं।) यह सरकारी अस्पतालों और चिकित्सालयों में निःशुल्क मुहैया की जा रही है। यह भेड़ के मस्तिष्क से बनाई जाती है और इसे पेट में लगाया जाता है।

2. बीते कुछ वर्षों से तीन नई प्रकार के रेबीज-रोधी टीके भी बाजार में उपलब्ध हैं। ये टीके प्रयोगशाला में ऊतकीय खेती करके बनाए जाते हैं। इन्हें बाँह में लगाया जाता है।

(i) रेबीपुर के नाम से मिलनेवाला टीका, जो खास रोगाणुमुक्त अंडों की विशेष फाइब्रोब्लास्ट कोशिकाओं से तैयार किया जाता है।

(ii) वेरोरेब, जो सितंबर, 1991 से देश में मिलने लगा है। इसे एक अफ्रीकी नस्ल के बंदर के गुरदे की कोशिकाओं द्वारा तैयार किया जाता है।

(iii) ह्यूमन डिप्लायड सेल वैक्सीन

टीका कितनी बार जरूरी

अस्पताल आनेवाले लोग अकसर यह पूछते हैं कि क्या कोई ऐसा भी टीका है जिसकी एक ही खुराक रेबीज बचाव के लिए काफी है?

नहीं। अब तक कोई ऐसा टीका नहीं बना है जिसकी एक खुराक ही रेबीज से बचाव कर पाने की ताकत रखती हो।

किस व्यक्ति को कितने टीके लगाए जाते हैं, यह फैसला कई बातों को ध्यान में रखकर लिया जाता हैजानवर के काटे का जख्म किस तरह का है? क्या उस जानवर पर नजर रख पाना मुमकिन है? क्या वह जानवर काटने के दस दिन बाद तक ठीकठाक रहा? जिसे जानवर ने काटा, क्या वह व्यक्ति पहले रेबीज के टीके लगवा चुका है? और किस किस्म का टीका दिया जाना है?

सैंपल वैक्सीन (ए.आर.वी) लगाई जानी हो तो घाव की गंभीरता के मुताबिक रोजाना एक के हिसाब से सात से चौदह टीके लगाए जाते हैं। यदि काटनेवाला पशु दस दिन तक स्वस्थ रहे तो दस दिन के बाद टीके बंद कर दिए जाते हैं। जानवर मर जाए, लापता हो जाए या रेबीज पीड़ित हो जाए, तो यह कोर्स करने के बाद घाव की गंभीरता के अनुसार कोर्स पूरा होने के एक हफ्ते और तीन हफ्ते बाद टीका फिर से लगाया जाता है। सैंपल वैक्सीन का असर छह महीने तक रहता है। इसके बाद कोई जानवर काट ले तो दुबारा से टीके लेने होते हैं।

तीनों नई वैक्सीन के पाँच से छह टीके लगाए जाते हैं। ये क्रमशः, 0, 3, 7, 14, 30 और 90 दिन पर दिए जाते हैं। दिन की गिनती पहला टीका लगनेवाले दिन से की जाती है। काटनेवाला पशु निगरानी में हो और दस दिन बाद तक ठीकठाक हो तो आगे टीके जरूरी नहीं रहते। ये वैक्सीन काफी समय तक असरदार रहती हैं। इसलिए यदि व्यक्ति ने पूरी

खुराक ली हो और उसे अगले एक साल में फिर से कुत्ता या दूसरा कोई जानवर काट ले तो सिर्फ एक बूस्टर टीका काफी होता है। एक साल से पाँच साल के बाद फिर से पूरा कोर्स लेना होता है।

इन टीकों के अलावा ज्यादा गंभीर किस्म के जख्मों में जख्म पर और बाँह में सूई से एंटिरेबीज सिरम (ए.आर.एस.) देना जरूरी होता है। देने से पहले यह देख लिया जाता है कि टीका माफिक आता है या नहीं। ए.आर.एस. सिर्फ एक ही बार पहली खुराक में दिया जाता है। यदि व्यक्ति काटे जाने के पहले चौबीस घंटे में डॉक्टर के पास नहीं आता तो सिरम की सारी खुराक बाँह में दी जाती है, पर काटे जाने की घटना को चौबीस घंटे से ज्यादा हो जाएँ, तो सिरम देना कोई मायने नहीं रखता।

टीके कब से लगवाएँ

रेबीज बचाव टीके जानवर द्वारा काटे जाने के तुरंत बाद लगवाने शुरू कर देने चाहिए, क्योंकि अगर रेबीज हो जाए तो उसका दुनिया में कहीं कोई इलाज नहीं है। लेकिन जानवर को काटे हुए यदि दस दिन से ज्यादा हो जाएँ और जानवर स्वस्थ हो तथा किसी कारण व्यक्ति टीके न लगवा पाया हो तो फिर टीकें लेना जरूरी नहीं है। पर जानवर यदि जंगली हो और उसका अता-पता न रहा हो या उसकी मौत हो जाए तो रेबीज-रोधक टीके अवश्य लगवा लेने चाहिए।

गर्भवती महिला के लिए टीके

क्या एक गर्भवती महिला जरूरत पड़ने पर रेबीज-रोधक टीके लगवा सकती है? टीके लगवाने से गर्भ पर तो कोई दुष्प्रभाव नहीं होगा? ये सवाल कई बार अहम बन जाते हैं।

अब तक उपलब्ध जानकारी के मुताबिक गर्भ पर किसी भी किस्म की एंटिरेबीज वैक्सीन का कोई बुरा असर होता नहीं देखा गया और इसलिए टीका देने में हिचकिचाहट रखना अवांछनीय है।

बस! यह दिक्कत जरूर है कि गर्भावस्था के पहले कुछ महीनों के बाद पेट में सूई लगा पाना मुश्किल हो जाता है, इसलिए यदि सैंपल वैक्सीन ही देनी हो (रोगी दूसरे वैक्सीन खरीद पाने के काबिल न हो) तो

टीके पेट की जगह जाँघ पर देने पड़ते हैं।

टीके लेते वक्त परहेज

जिन दिनों रेबीज-रोधक टीके लग रहे हों, उन दिनों यह जरूरी होता है कि मदिरा बिलकुल न पिएँ। स्टीरॉयड दवाएँ और मलेरिया की दवाएँ भी रेबीज के टीके के असरकारी होने में बाधक हैं, इसलिए उनसे बचना चाहिए।

टीकों का पूरा कोर्स लेना बेहद जरूरी होता है। बीच में कोई दिक्कत आए तो डॉक्टर से सलाह ले लें। सैंपल वैक्सीन के साथ पेट के बाहरी ऊतकों में गाँठें बनना, सूजन हो जाना, दर्द होना आम है। इसके लिए गरम पानी का सेंक, दर्द-निवारक दवा, एंटिहिस्टामिन दवा और डॉक्टरी सलाह से एंटिबॉयटिक दवा लेना फायदेमंद रहता है।

दौरा पड़ने पर

दौरा कई कारणों से पड़ सकता है। बच्चों में तेज बुखार और उलटी-दस्त होने पर भी दौरा हो सकता है। बड़ों में कई तरह के मस्तिष्क के रोग यह स्थिति पैदा कर सकते हैं। लेकिन दौरा पड़ने का सबसे आम कारण

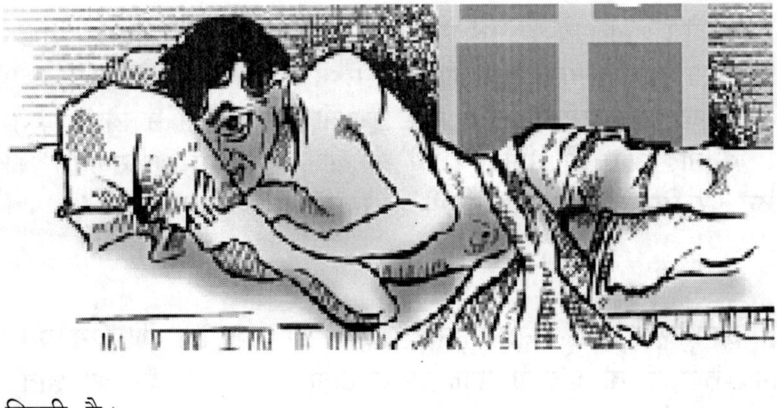

मिरगी है।

दौरा पड़ने पर शरीर में अजीब तरह की ऐंठन होती है। बेहोशी आ

जाती है। आँखें ऊपर की ओर चढ़ जाती हैं। हाथ-पाँव बेकाबू होकर मुड़ते-तुड़ते हैं। इसे देख मन में तरह-तरह की बातें उठ आती हैं। लेकिन दौरा किसी जादू-टोने, भूत-प्रेत या दैवी प्रकोप से नहीं होता। उसका कोई ठोस कारण होता है।

जरूरत क्या है

- दौरे के बीच बेसुध हाल में व्यक्ति को कोई चोट न लगे।
- जब उसे होश आए तो उसकी ठीक से देखभाल हो।

क्या करें

- उसे गिरता देखें तो उसे चोट से बचाने की कोशिश करें। उसके आसपास कोई तेज धारवाली चीज न पड़ी रहने दें। पास में आग, पत्थर या कोई दूसरा संकट दिखे, तो उसकी रक्षा करें।
- आसपास जमा लोगों को हटा दें, भीड़ न लगने दें। ताकि उस तक ताजा हवा पहुँच सके।
- दौरे के दौरान उसकी जीभ न कटे, इस पर ध्यान दें। कोई साफ कपड़ा, जैसे रूमाल, गोल लपेट लें। इसे उसके दाँतों के बीच में रख दें। लेकिन चम्मच या कोई ऐसी कठोर चीज मुँह में न डालें। इससे नुकसान हो सकता है।
- दौरा शांत होने पर उसे एक करवट लिटा दें। ताकि भीतर से आई लार, रेशा और बलगम साँस की नली में न जाए।
- जब तक उसकी हालत नहीं सुधरती उसे अकेला न छोड़ें।
- नींद आए तो सोने दें। दौरे के बाद गहरी नींद आ सकती है। उठने पर सिर में जोर का दर्द भी हो सकता है।

ध्यान रहे

आमतौर से दौरा दो-तीन मिनट में खत्म हो जाता है। यदि दौरा लंबे समय तक हो तो डॉक्टरी मदद जरूरी होती है। डॉक्टर दौरे को शांत करने का टीका लगाकर हालात सँभाल सकता है।

क्या न करें

● दौरे की हालत में व्यक्ति के मुँह में कुछ न डालें। पानी भी नहीं।

● जब तक कि कोई खतरा न हो, उसे उठाएँ या हिलाएँ-डुलाएँ नहीं।

● उसे दौरे के दौरान पकड़ने की कोशिश न करें। न ही दौरा रोकने के लिए हाथ-पाँव पकड़ें। दौरे की हालत में इससे उसे और आपको चोट आ सकती है।

● जूता या चमड़ा सुँघाना दौरे का इलाज नहीं है। ऐसा न करें। दौरा दो-तीन मिनट में स्वयं शांत हो जाएगा।

ध्यान रहे

दौरा शांत होने पर भी डॉक्टर से सलाह जरूर लें। दौरा क्यों पड़ा, यह जानने के लिए डॉक्टरी जाँच जरूरी है। फिर दौरा न पड़े, इसके लिए दवा लेना भी जरूरी होता है। यह दवा कई साल तक लेनी पड़ सकती है।

मांसपेशी की ऐंठन

कभी-कभी शरीर के किसी अंग की मांसपेशी में अचानक ऐंठन आ जाती है।

पैर में ऐंठन आने पर

क्या करें

● उसे खड़ा होने को कहें। वह अपना वजन पैर के पंजेवाले भाग पर रखे। जब ऐंठन कम हो, पैर की मालिश करें।

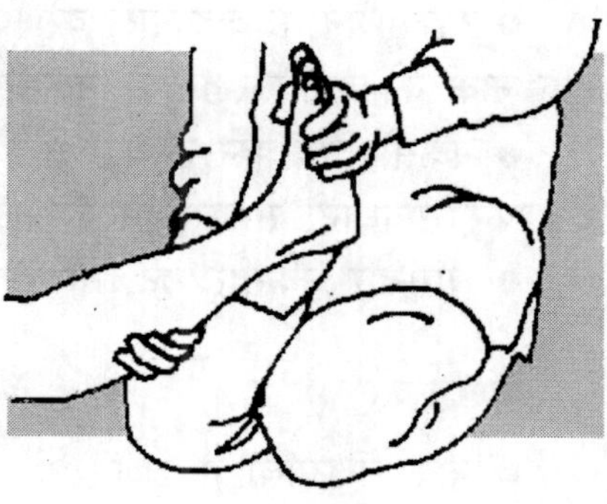

पिंडुली की ऐंठन में

● उसकी टाँग और घुटना सीधा कर लें। फिर उसके पैर के

पंजे पर नीचे से दबाव डालें ताकि पंजा ऊपर टाँग की तरफ जाए।

- मांसपेशियों की मालिश करें।

जाँघ के पीछे की मांसपेशी की ऐंठन में

- टाँग को घुटने पर पीछे की तरफ मोड़ें।
- मांसपेशी की मालिश करें।

नकसीर

नाक से खून निकलने पर परेशान न हों। धीरज से काम लें। खून बंद करने के लिए उपाय करें।

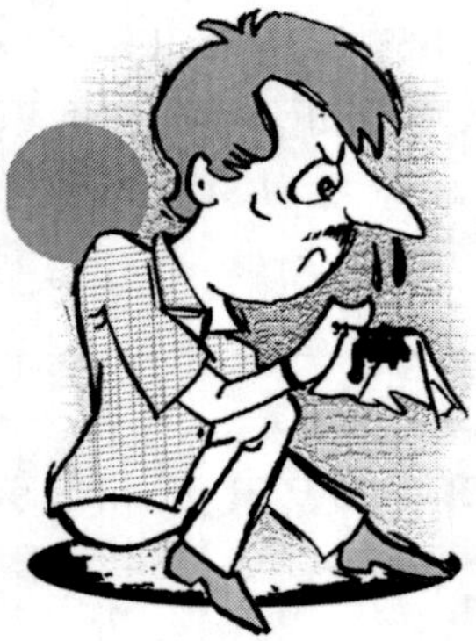

क्या करें

- आराम से एक जगह बैठ जाएँ।
- उँगलियों से नाक को दस से पंद्रह मिनट तक भींच कर रखें।
- खून आना बंद हो जाए तो नाक को सिनके नहीं।
- खून आना बंद न हो, तो अगली तरकीब लगाएँनाक के दोनों छेदों में वैक्सीन से भीगी रुई भर दें। रुई का एक किनारा बाहर रखें ताकि बाद में उसे आसानी से निकाल सकें।
- रुई डालने के बाद नाक को फिर से भींच लें। दस से पंद्रह मिनट तक नाक को दबाए रखने से नकसीर प्रायः बंद हो जाती है।
- नकसीर बंद होने के कुछ घंटों बाद तक रुई को नाक में ही रहने दें। फिर सावधानी से उसे निकाल लें।
- बार-बार नकसीर छूटे, तो डॉक्टर से सलाह लें।

क्या न करें

- नाक में उँगली न डालें।

● नकसीर बंद होने के बाद नाक में जमा खून की पपड़ी को छीलें नहीं। इससे नकसीर फिर से शुरू हो सकती है।

दाँत का दर्द

दाँत का दर्द अकसर दाँत में कीड़ा लगने से होता है। दाँत में चीस लगती है। ठंडी या गरम चीजें खाने-पीने से दाँत में तकलीफ होती है। साँस में बदबू आती है। मसूड़े में सूजन भी हो सकती है।

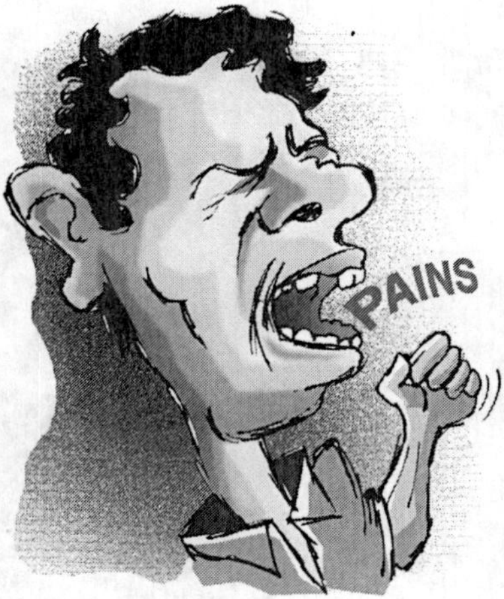

क्या करें

● दाँत में कुछ फँसा हो तो उसे ब्रश से साफ कर लें।

● गरम पानी में नमक डालकर उसे मुँह में चलाएँ।

● बच्चा हो तो उसे पैरासिटामोल सिरप की एक खुराक दें। बड़ा व्यक्ति पैरासिटामोल की दो गोलियाँ ले ले।

● मुँह में लौंग रख लें। उसे चबाएँ। लौंग का तेल दर्द से राहत दे सकता है।

● गरम पानी की बोतल मुँह से सटाकर रखें। इससे भी दर्द में राहत मिलेगी।

● बैठने पर आराम मिले तो सिरहाना ऊँचा कर लें।

● दाँत के डॉक्टर से सलाह लें। दाँत में कीड़ा हो तो उसका इलाज जरूरी है।

●●●

राजकमल से प्रकाशित डॉ. यतीश अग्रवाल की दो अन्य महत्त्वपूर्ण पुस्तकें

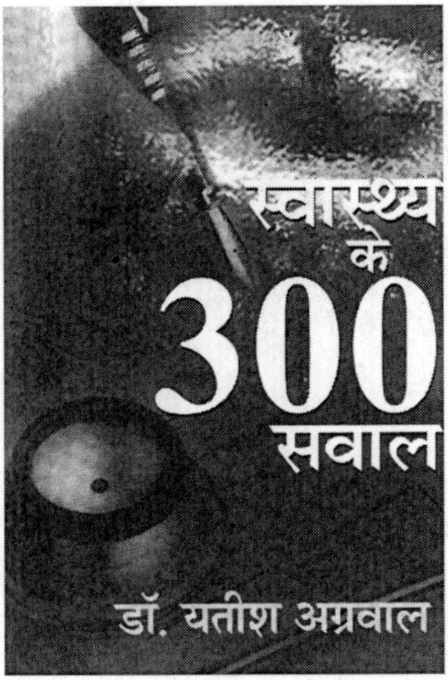

स्वास्थ्य के 300 सवाल

बेहद सरल-सहज प्रश्नोत्तर शैली में रची गई अत्यन्त उपयोगी और पठनीय पुस्तक। इसमें छह खंड हैं जो शरीर के बाह्य अंगों, ज्ञानेन्द्रियों और यौन व्यवहार से जुड़े विकारों पर प्रकाश डालते हैं। प्रथम खंड में प्रमुख संक्रामक रोग; दूसरे में आँखों की बीमारियाँ; तीसरे में कान, नाक, गले के रोग; चौथे में जोड़ों और हड्डियों के रोग; पाँचवें में त्वचा के रोग और अंतिम खंड 'यौनतथ्य, अनुभूति और क्रियाएँ' में यौन संबंधी समस्याओं और पूर्वधारणाओं के सरल समाधान सुझाए गए हैं।

स्वास्थ्य के 300 सवाल हर घर में रखी जाने योग्य एक ऐसी हेल्थगाइड या हैंडबुक है जिससे हर कोई लाभ उठा सकता है।

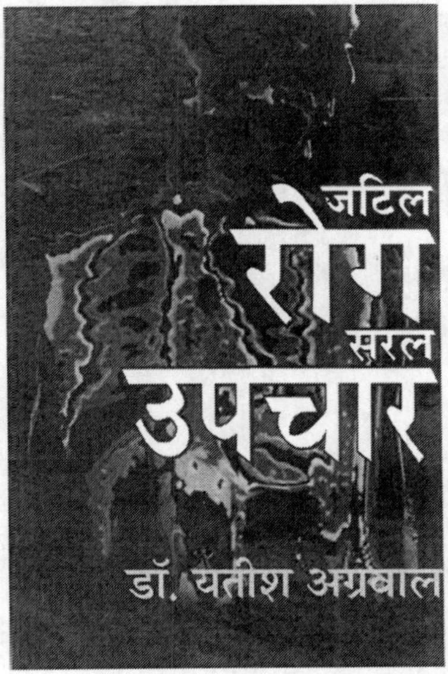

जटिल रोग सरल उपचार

एक हमदर्द दोस्त की तरह पेश आने वाली कृति जिसमें श्वसन-तंत्र, ब्लड प्रेशर, दिल, मस्तिष्क, तंत्रिका-तंत्र, पोषण और रस-क्रिया प्रणाली के रोगों पर सरल प्रश्नोत्तर शैली में प्रामाणिक जानकारी दी गई है। दमा, पुरानी ब्रोंकाइटिस, ब्रोंकिएक्टेसिस, निमोनिया, प्लूरिसी, उच्च और निम्न रक्तचाप, हार्ट अटैक, मिरगी, माइग्रेन, लकवा, पार्किनसन रोग, मेनिन्जाइटिस, पोलियो, अनीमिया, गाउट और डायबिटीज आदि आमफहम और जटिल रोगों पर कुशल चिकित्सक की तरह सलाह देने वाली यह पुस्तक हर घर के लिए अनिवार्य है।